国家卫生健康委员会"十四五"规划教材配套教材
全国高等学校配套教材

供医学影像学专业用

医学电子学基础实验 第2版

主　编　王晨光　陈建方
副主编　王世刚　杨海波　闫　鹏

编　委（以姓氏笔画为序）
丁　皓（天津医科大学）　　　　　李靖宇（齐齐哈尔医学院）
王世刚（山东第一医科大学）　　　杨海波（河北医科大学）
王晨光（哈尔滨医科大学）　　　　张　宇（哈尔滨医科大学）
牛晓东（长治医学院）　　　　　　张　晶（河北医科大学）
冯　健（锦州医科大学）　　　　　陆改玲（内蒙古科技大学包头医学院）
毕　昕（上海健康医学院）　　　　陈建方（蚌埠医学院）
闫　鹏（滨州医学院）　　　　　　郑海波（福建医科大学）
李　宁（北华大学）　　　　　　　洪　锐（广西中医药大学）
李正美（山东第一医科大学）　　　高铭泽（牡丹江医学院）

编写秘书　张　宇（兼）

人民卫生出版社
·北　京·

图书在版编目（CIP）数据

医学电子学基础实验/王晨光，陈建方主编. —2
版. —北京：人民卫生出版社，2022.9
全国高等学校医学影像学专业第五轮规划教材配套教材
ISBN 978-7-117-33520-1

Ⅰ. ①医… Ⅱ. ①王…②陈… Ⅲ. ①医用电子学－
实验－医学院校－教材 Ⅳ. ①R312-33

中国版本图书馆 CIP 数据核字（2022）第 160720 号

人卫智网	www.ipmph.com	医学教育、学术、考试、健康， 购书智慧智能综合服务平台
人卫官网	www.pmph.com	人卫官方资讯发布平台

医学电子学基础实验
Yixue Dianzixue Jichu Shiyan
第 2 版

主　　编：王晨光　陈建方
出版发行：人民卫生出版社（中继线 010-59780011）
地　　址：北京市朝阳区潘家园南里 19 号
邮　　编：100021
E － mail：pmph @ pmph.com
购书热线：010-59787592　010-59787584　010-65264830
印　　刷：天津安泰印刷有限公司
经　　销：新华书店
开　　本：787×1092　1/16　印张：12
字　　数：292 千字
版　　次：2017 年 12 月第 1 版　　2022 年 9 月第 2 版
印　　次：2022 年 11 月第 1 次印刷
标准书号：ISBN 978-7-117-33520-1
定　　价：39.00 元
打击盗版举报电话：010-59787491　E-mail：WQ @ pmph.com
质量问题联系电话：010-59787234　E-mail：zhiliang @ pmph.com
数字融合服务电话：4001118166　　E-mail：zengzhi @ pmph.com

前　言

《医学电子学基础》(第5版)是国家卫生健康委员会"十四五"规划教材、全国高等学校医学影像学专业第五轮规划教材之一。根据本套教材修订意见,在编写《医学电子学基础》(第5版)同时,启动其配套教材《医学电子学基础实验》(第2版)的编写工作。

本书是在上版实验教材的基础上,注意侧重将基本理论和基本技能有效衔接,力求打造出一本系统、科学且可广泛适用于医学影像专业类实验教学的新型实验教材。本教材在原有理论和实验教材编写成员的基础上适当调整和扩充了编者队伍,增大了院校覆盖面。教材共编录了26个实验题目、33项实验,归纳为电路基础、模拟电路、数字电路和综合应用等四大部分。其中,"绪论"总体介绍了电子学实验的教学目的、教学要求和注意事项等实验过程涉及的各关键部分;"实验一"集中介绍了常用电子仪器和电子元器件;"附录"编录了常用电子元器件手册和焊接基础知识及操作规程等内容。每个具体实验项目包括"实验目的""实验器材""实验原理""实验步骤""注意事项"和"思考题"等内容,阐述规范、完整,可脱离理论教材独立使用。实验内容尽可能规避所涉及的特定实验设备及其具体使用说明,其中给出的实验电路和元件参数仅做参考,使用时可根据实验室的具体实际情况进行适当调整。尽管目前在各院校开设的同一实验题目中,其实验方法、实验设备和实验内容不尽统一,但是本教材以其广泛的适用性尽可能满足各种条件下的医学电子学实验教学使用要求。

参加本版教材编写的院校有:哈尔滨医科大学、蚌埠医学院、山东第一医科大学、河北医科大学、滨州医学院、天津医科大学、福建医科大学、牡丹江医学院、锦州医科大学、北华大学、内蒙古科技大学包头医学院、长治医学院、齐齐哈尔医学院、上海健康医学院、广西中医药大学。覆盖全国15所院校,有18位编者参加编写。同时,本教材在编写过程中得到了各位编者所在学校的大力支持,在此一并表示衷心的感谢!

"医学电子学基础实验"作为普通高校"医学电子学基础"课程的重要组成,为综合大学和医学院校医学影像和医学影像技术等专业必设课程,本书适用于对此课程开展教学和学习的广大师生阅读和学习使用,也可供其他专业的师生及研究工作者参考使用。

因本书编写团队能力有限,错误和不妥之处在所难免,恳请广大师生读者提出宝贵意见和建议,我们也会尽力将其不断完善。

王晨光　陈建方
2022 年 10 月

目　录

绪论···1

    一、实验教学目的··1

    二、实验教学要求··2

    三、实验注意事项··4

第一部分　电路基础

实验一　常用电子仪器和电子元器件···5

实验二　电路的基本原理···14

    一、直流电路中电压与电位的关系···14

    二、基尔霍夫定律··16

    三、电压源与电流源··18

    四、叠加原理和戴维南定理···21

实验三　RC 电路测试··26

实验四　RLC 串联谐振电路··30

实验五　交流电路··33

实验六　低压控制电器电路···36

第二部分　模拟电路

实验七　二极管、三极管特性测定···41

实验八　单管放大电路··46

实验九　负反馈放大电路···54

实验十　射极输出器··59

实验十一　差动放大器··63

实验十二　集成运算放大器……………………………………………………67

实验十三　功率放大电路………………………………………………………73

实验十四　常用波形发生器……………………………………………………77

实验十五　直流稳压电源………………………………………………………80
　　一、整流电路和滤波电路……………………………………………………80
　　二、稳压电路…………………………………………………………………84

第三部分　数　字　电　路

实验十六　门电路逻辑功能测试………………………………………………91

实验十七　二进制译码器和数据选择器………………………………………95

实验十八　全加器……………………………………………………………100

实验十九　触发器逻辑功能测试……………………………………………103

实验二十　寄存器……………………………………………………………111

实验二十一　计数器…………………………………………………………116

第四部分　综　合　应　用

实验二十二　多级放大器……………………………………………………123

实验二十三　运算放大器的应用——自动亮度控制电路…………………127

实验二十四　数字电路设计与应用…………………………………………130
　　一、病房呼叫系统…………………………………………………………130
　　二、三人表决电路设计……………………………………………………132
　　三、跑马灯电路设计………………………………………………………136
　　四、数字抢答器设计………………………………………………………138

实验二十五　A/D、D/A 转换器应用………………………………………141

实验二十六　555 定时器及其应用…………………………………………148

附录一　常用电子元器件手册………………………………………………154

附录二　焊接基础知识及操作规程…………………………………………182

推荐阅读………………………………………………………………………186

绪 论

  《医学电子学基础实验》(第 2 版)是主教材《医学电子学基础》(第 5 版)的配套教材,是落实理论教材中的"三基"(基本理论、基本知识和基本技能)与"五性"(思想性、科学性、先进性、启发性和适用性)的要求,为提高"基本技能"而编写的一套实验教材。

  2020 年国务院办公厅发布了《关于加快医学教育创新发展的指导意见》,要求加快高层次复合型医学人才培养,促进医工、医理、医文学科交叉融合。本实验教材在此背景下,各位编者精心选择实验项目,实验内容既体现了电子学知识体系要求,又能密切与医学相关,体现了医工、医理、医文结合,满足新医科建设要求。一方面,从电子学的发展历程来看,电子学本身就是一门实践性非常强的学科,其中很多重要的电路定理、电子线路、电子器件都是来自人类生产、生活实践的总结。另一方面,对医学工作者来说,正确使用医学电子仪器也是必备技能之一。目前在医院中存在着大量高精尖的电子仪器,如计算机断层成像(CT)设备、磁共振成像(MRI)设备、心电图(ECG)测量仪、脑电图(EEG)测量仪等,这些仪器设备的使用都离不开训练有素的操作人员。就整个医学类相关专业的课程设置来看,在与医学仪器有关的专业课程中,"医学电子学基础"是其中重要的基础课程之一。因此,为了达到专业教学目标,紧密结合医学需要,在整个课程教学中,开设实验就显得尤为必要。学生通过实验训练,一方面可以加深对理论教学中的基础理论、基本知识的理解;另一方面可以提高自己基本的实验操作技能,进一步还可提高分析问题、解决问题的能力。

一、实验教学目的

  通过实验教学巩固加深理解《医学电子学基础》课程的基础理论、基本知识,培养用理论知识分析和解决实际问题的能力。一般来说,基本操作技能通过理论教学是无法获得的,只有通过实验操作方可获得这方面的能力。更为重要的是,通过实验课的训练,学生可以掌握以下几个方面的基本技能,并培养严谨的工作作风。

(一)正确使用电子仪器设备的能力

  电子学实验室有各类电子仪器与仪表,供同学们使用。通过老师的示教、自己阅读仪器使用说明书以及规范的操作训练,使同学们养成良好的电子仪器使用习惯,这些规范的操作将使同学们终身受益,尽管同学们将来在实际工作中可能不操作使用该类仪器,但是培养"规范操作"意识才是最重要的。

(二)设计实验方案的能力

  根据实验任务确定实验方案、设计实验电路和选择所需仪器设备,并能独立安装、调试电路,分析并排除故障,最终完成实验。在这套实验教材中,安排了许多设计性实验项目,

1

这些项目一般都来自医学仪器中的典型电路，能够紧密结合实际医学应用，是老师们多年的实践教学经验的结晶，具有一定的代表性。通过这些项目训练，使同学们不仅能够了解医学仪器的工作原理，验证有关实验方法，观察有关实验现象，测量有关实验数据，解决实际中的一些问题，更为重要的是还能够学到一种解决实际问题的方案与思路，为同学们将来的工作实践打下较好的基础。

（三）实验数据分析处理的能力

电子技术实验中许多实验项目都要有大量的实验数据需要读取、处理与分析。要求同学们能正确读取实验数据，测绘出波形曲线，并能对实验数据加以检查判断、分析处理，最终书写完成实验报告。这一系列规范的训练，牵涉多学科知识的综合运用，更是一项科研项目实践的预演。

（四）团队协作与严谨的工作作风

一般来说，电子技术的实验过程都比较复杂，其中一个小小的疏忽，就可能达不到理想的实验结果，也可能观察不到有关实验现象。如单级放大器的静态工作点调试、差分放大电路中的零点漂移的调整等。若一个实验小组有二位以上同学组成，可以在操作上相互协助，还可以就实验方案、实验方法与实验结果等开展讨论。在整个实验过程中，通过不断的强化训练与协作讨论，使同学们形成良好的实验习惯和严谨的工作作风，为以后的学习和工作打下坚实的基础。

二、实验教学要求

实验课一般分课前预习、课内实验和课后实验报告三个阶段，三个阶段相辅相成，缺一不可，形成有机整体。完成每一个实验项目的实验环节都相当于一次系统的科学实践。

（一）课前预习

要求学生每次实验前，详细阅读实验指导书，明确本次的实验目的与任务、实验理论与方法，明确实验内容和实验仪器设备的使用。在此基础上，写出实验预习报告与测量数据记录单，预习应包括以下几个方面内容。

1. 明确实验目的和实验内容　复习理论课学习中与实验有关的内容，熟悉与本次实验相关的理论知识。

2. 熟悉实验所用设备　对实验中要使用的实验装置、测试仪器等提前进行预习，初步了解其工作原理及使用方法。

3. 写出实验预习报告　其中应包括实验的详细接线图、实验步骤、实验数据的记录表格及画波形图的坐标轴等。对设计性实验还要求完成电路方案的设计和参数的计算，有的甚至还要提前进行仿真分析等。

4. 教师审阅　实验预习报告在实验前由指导教师审阅，审阅通过后方可参加本次实验。

（二）课内实验

课内实验是课前预习的进一步延伸，是对教材内容的具体化。良好的实验方案和正确的操作程序是课内实验顺利进行的保证，因此，实验时要求同学们做到以下几个方面。

1. 重视实验前教师的讲解　实验课开始时要认真听取指导教师对实验的介绍，这是顺利完成实验的重要环节之一，尤其要注重老师对实验目的、原理、方案的讲解。

2．重视实验前仪器设备的准备　实验正式开始前,应先检查仪器设备是否齐全和完好,如发现有问题应立即报告指导教师。接线前应熟悉实验设备,包括各种仪器和仪表,了解它们的性能、额定值和使用方法。

3．选择正确的电路连接方法　根据实验电路的结构特点,采用合理的接线步骤。虽然教材中已经给出了总的实验步骤,但是由于各个实验室的仪器设备与所用实验电子电工平台并不一致,详细的电路连接步骤并没有给出,这就需要同学们根据实际采用的电子电工平台来连接电路。一般步骤是:①读懂电路图;②对照电路图认清元器件实物;③把电路模块化,如输入电路、输出电路、电源电路、三极管偏置电路、反馈电路等;④连接电路,先连主电路与核心电路,后连辅助电路以避免遗漏和重复;⑤接线完毕,要养成自查、互查的习惯,确保电路连接正确。

4．实验数据的预测量　电路接通后,不要急于测量全部数据。首先应将实验过程完整操作一遍,观察全部实验现象以及各仪表的读数变化范围,若不正常或超出实验预期,应分析可能存在的问题,提出改进措施或排除实验电路故障。如一切正常或问题解决后,有选择地读取几组数据。

5．准确测量实验数据　测量某一组数据时,应尽可能在同一时刻读取各仪表的读数,以免由于其中某一数据可能发生变化而引起误差。如单级放大电路中输入输出波形的测量,整流滤波电路中的输入交流电压与脉动输出电压测量等。如果需要绘制曲线,则至少要读取 3 组数据,而且在曲线的弯曲部分应多读几组数据,这样得出的曲线就比较平滑准确。

6．指导教师检查确认　测得的数据自审无误后,送交指导教师检查,老师确认后才可以拆掉电路。以免因为数据错误还需重新接线,花费不必要的时间。

7．实验室归整处理　实验结束后,做好仪器设备和导线的整理以及环境的清洁工作,才可以离开实验室。

(三)课后实验报告

实验报告是对实验工作的全面总结,要用书面的形式将实验结果完整和真实地表达出来。报告要求文理通顺、简明扼要、字迹端正、图表清晰、结论正确、分析合理。实验报告一般要包括以下几个方面内容。

1．实验目的　简要说明本次实验的目的,是对整个实验项目的高度总结,一般应逐条列出。

2．实验器材　列出实验所用到的主要仪器、器材及耗材等。一般需注明仪器型号,器材规格和数量等。如,××型号数字示波器 1 台,10kΩ 电阻 10 只,2SC9013 三极管 2 只等。

3．实验原理

(1)实验的理论依据:简要叙述实验项目所依据的基本理论、基本知识。通过对实验原理的理解,可以初步估算实验有什么样的结果。反过来我们也可以在实验结束后,用实验现象及实验数据来进一步加深对理论知识的理解,这也正是我们做实验的重要目的之一。

(2)实验电路的工作原理:这是实验能否完成的关键部分。在实验过程中,所有实验现象的观察、实验数据的测量以及电路故障的排除都离不开对电路工作原理的正确理解。

4．实验步骤

(1)连接电路步骤:必须严格按照实验电路原理图连接电路。

（2）实验现象观察步骤：对实验中实验现象要逐个观察记录。

（3）实验测量数据步骤：对实验中实验数据要逐个测量记录。

5．数据处理

（1）将测量的原始数据和计算后的结果填在实验数据表格中。

（2）按照实验要求将波形或曲线画在坐标纸上。

（3）写出观察到的实验现象，运用掌握的理论知识对实验结果进行分析和说明。例如：对波形图进行分析并得出结论、对实验数据进行分析并得出结论、将测量结果与理论值比较是否相符，算出相对误差等。

6．实验总结　对本实验有什么认识、体会、收获等，掌握了哪些实验技能，回答实验教材和指导教师提出的问题。

三、实验注意事项

电子学实验室仪器设备种类繁多，电路高低压、交直流并存，电路接线错综复杂。因此，在实验过程中，一定要规范操作。为保证实验能够正常、顺利、安全进行，应特别注意以下事项。

1．核查器材　检查使用的仪器设备是否齐全、完好，是否能满足实验要求，有的实验所用到的仪器设备与器材较多，实验前更需要逐一仔细核对。

2．熟悉实验电路　在熟悉实验原理的基础上，进一步熟悉实验用的电路板。实验前应核对连线是否正确，有没有断线，电路板有没有开焊或器件损坏等情况。熟悉元器件的安装位置，以便实验时能迅速找到测试点，及排除可能出现的实验故障。

3．断电操作　在所有电子学实验操作中，例如在插入实验挂板、更换器件和连接电路时，一定要关掉电源，禁止带电操作。直到需要观察实验现象，测量和读取数据时方能接通电源。

4．异常处理　实验过程中，要密切关注各类仪表的读数，发生异常读数时，要立刻切断电源。此外，实验时还可能发现有异味、器件过热、高压放电异响等危险情况，也应立即断电停止实验，并及时报告指导教师。排除故障，查明原因后，方可继续进行实验。

5．用电安全处理　在交流 220V 市电环境下操作时，要注意用电安全，尤其是人身安全。实际上不仅是对高压电操作时要注意安全，做低压电路实验也要做好用电安全。如手持万用电表表棒测量时，禁止触碰表棒金属导电部分及被测电路等。养成良好的安全意识才是最重要的。

（陈建方）

第一部分 电路基础

实验一 常用电子仪器和电子元器件

【实验目的】

1. 掌握示波器、万用电表等常用电子仪器的基本知识及使用方法。
2. 掌握常用电子器件的基本知识、一般检测方法和测量步骤。

【实验器材】

示波器、低频信号发生器、直流稳压电源、万用电表、交流毫伏表、模拟电子实验箱各 1 台；电阻、电解电容、二极管、三极管若干。

【实验原理】

在电子电路实验中，经常使用的电子仪器有示波器、信号发生器、直流稳压电源、万用电表、交流毫伏表等，这些仪器的综合使用，可以完成对电子电路的静态和动态工作状态的测试。按照信号流向，以连线简捷、调节顺手、观察与读数方便等原则连接各仪器与被测实验装置。图 1-1 所示为模拟电子技术实验中测量仪器连接示意图。

接线时为防止外界干扰，各仪器的公共接地端均应连接在一起，称为共地。示波器、信号发生器和交流毫伏表接线通常用屏蔽线或专用电缆线，直流电源的接线用普通导线。

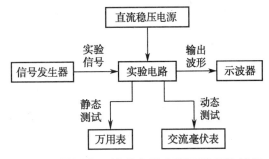

图 1-1 模拟电子技术实验中测量仪器连接示意图

（一）常用电子仪器

1. 示波器

（1）工作原理：示波器是电子测量中一种最常用的仪器。它可以将人们无法直接看到的电信号变化过程转化成肉眼直接观察的波形，显示在示波器的显示屏上，供人们观察和分析。示波器具有输入阻抗高、频率响应好、灵敏度高等优点。利用示波器除了能对电信号进行定性的观察外，还可以用它来进行电压、电流、频率、周期、相位差、脉冲宽度等的测量，若配上传感器，还可以对温度、压力、声、光、热等非电量进行测量。因此，示波器是一种用途极为广泛的电子测量仪器。双踪示波器是指可以在一个显示屏上同时显示两个信号波形，用来比较被测系统的两个信号的波形、相位差、畸变等。也可以任意选择通道独立工作，进行单踪显示。还可以两信号叠加后显示。

（2）使用方法：①调节辉度和聚焦：目标是使光点或扫描线显示足够清晰。②选择输入通道和输入耦合方式：交流（AC）、地（GND）、直流（DC）。当选择"地"时，扫描线显示出"示波器地"在荧光屏上的位置。直流耦合用于测定信号直流绝对值和观测极低频信号。交流耦合用于观测交流和含有直流成分的交流信号。③调节垂直灵敏度选择开关和水平时基开关：根据被测信号幅值和周期大小，选择合适挡位。④选择触发方式：当利用被测信号作为触发源时，应选择内触发。在观测与电源有关的信号时，可选择电源触发。在被测信号不适宜做触发信号或比较两个信号时间的关系的情况下，可用外接信号作为触发信号，即所谓外触发，但触发信号的周期应与被测信号有一定的关系。⑤选择扫描方式：自动（auto）、常态（norm）和单次（single）。自动：当无触发信号输入，或者触发信号频率低于 50Hz 时，扫描为自激方式。常态：当无触发信号输入时，扫描处于准备状态，没有扫描线。触发信号到来后，触发扫描。单次：单次按钮类似复位开关。

（3）注意事项：①测试前，应首先估算被测信号的幅度大小，若无法估算，应将示波器的灵敏度 V/div 选择开关置于最大挡位，避免因电压过高而损坏示波器。②大部分示波器都设有扩展挡位和旋钮，定量测量时一定要检查这些旋钮所处的状态，否则会引起读数错误。③在使用示波器直流输入方式时，先将示波器输入端接地，确定示波器的零基线，才能准确地测量被测信号的直流电压。④示波器工作时，周围不要放置大功率的变压器，否则，测量的波形会有重影和噪波干扰。⑤示波器可作为高内阻的电压表使用，当被测电路中有一些高内阻电路时，若用普通万用电表测电压，由于万用电表内阻低，测量结果会不准确，同时还可能会影响被测电路的正常工作，而示波器的输入阻抗比万用电表高得多，其测量结果不仅较准确，而且还不会影响被测电路的正常工作。

2．信号发生器

（1）工作原理：信号发生器在工业、农业、生物医学等领域内具有十分广泛的用途，如高频感应加热、超声诊断、磁共振成像等，都需要功率或大或小、频率或高或低的振荡器。信号发生器是一种精密的测试仪器，具有连续信号、扫频信号、函数信号、脉冲信号等多种输出信号和外部测频功能。输出信号电压幅度可由输出幅度调节旋钮进行连续调节。输出信号电压频率可以通过频率分挡开关进行调节，并由频率计读取频率值。电子实验所用信号发生器能产生某些特定的周期性时间函数波形（正弦波、方波、三角波、锯齿波和脉冲波等）信号，频率范围可从几微赫到几十兆赫。

（2）使用方法：①接上电源线，打开电源，仪器进入工作状态。信号发生器长时间不操作时，屏幕自动关闭，但工作状态不改变，按电源开关外的其他按键将唤醒显示屏；②关闭任何功能键（功能键起作用时其背景灯亮起，再次按下则关闭），产生常见波形时操作此项；③通过 CH1/CH2 按钮选择通道，设定每通道的参数，观察、比较波形；④通过"View"按键切换 3 种界面显示模式，有单通道常规模式、单通道图形模式及双通道常规模式 3 种显示模式；⑤选择需要输出的波形，有正弦波、方波、三角波等多种波形供选择；⑥通过菜单按键、数字按键、旋钮等设置波形参数。

（3）注意事项：①仪器需预热 10s 后方可使用；②把仪器接入电源之前，应检查电源电压值和频率是否符合仪器要求；③对信号输出端口、同步信号输出端口、压控振荡输入端口，不允许输入大于 10V（DC 或 AC）的电压，否则会损坏仪器；④信号发生器作为信号源，输出端不允许短路。

3．直流稳压电源

（1）工作原理：直流稳压电源是指能为负载提供稳定电能的电子装置。直流稳压电源的输入电源一般是交流电源。交流电源一般经降压、整流、滤波及稳压后可输出稳定的直流电压，因此，当交流电源的电压或负载电阻发生变化时，直流稳压电源的电压仍会保持稳定。否则，不稳定的电压极有可能给电路或电子设备负载造成误动作，甚至致命伤害，同时加速电路或电子设备的老化、影响使用寿命，甚至发生安全事故，造成不可估量的损失。实际应用中，一般电子实验室的电子设备和电路都需要低压直流电驱动，所以电子实验室均配置低压直流稳压电源，输出一般为±5V、±12V电压及36V以下的可调输出电压。

　　常见的直流稳压电源单路输出一组电压。为了满足实际应用需要，有些直流稳压电源提供两路甚至三路以上的多路电压输出，每一路输出相对独立，且一般都可以独立调节设定参数，使用起来就像并排放置了两台或者多台单路输出直流稳压电源一样。例如，有的复杂电路同时需要+5V和+12V两组电压输出，此时就需要双路输出直流稳压电源供给。另外，双路或多路直流稳压电源并非简单地集成了两套稳压电路，仅仅等价于两台稳压电源，它们还具备电压跟踪和输出负电压的功能。所以，一般双路或多路直流稳压电源比两台独立的直流稳压电源的功能更强。

　　（2）注意事项：①直流稳压电源都有一定的功率限制，应禁止超负载使用；②直流稳压电源使用时，应禁止负载短路；③直流稳压电源一般都有限流保护装置，使用时若出现保险丝熔断，在查明原因后，更换同规格保险丝；④电源输出多路电压为负载供电时，所有电源的"负"端就是电源的公共端。

4. 万用电表

　　（1）工作原理：万用电表是一种常用的电子测量仪表，可测量多种物理量，虽然准确度不高，但是使用简单，携带方便，特别适用于检查电路和修理电气设备。万用电表有磁电式（指针式）与数字式两种：磁电式万用电表由微安表、若干分流器与倍压器、二极管及转换开关等组成，可以用来测量直流电流、直流电压和电阻等；数字式万用电表是一种操作方便、读数精确、功能齐全的新型万用电表，其最显著的特点是能将读数直接通过液晶屏幕显示出来。用它可以测量电流、电压、电阻、电解电容、二极管正向压降、半导体三极管参数等。以下介绍数字万用电表的使用方法。

　　（2）使用方法：①打开电源：将电源开关置于ON位置。②测量电阻：将功能开关拨至Ω合适量程挡，红表笔插入V/Ω孔，黑表笔插入COM孔。两表笔（不分正负）分别与电阻的两端引脚相接，即显示电阻读数。③测量交直流电压：根据需要将功能开关拨至DCV（直流）或ACV（交流）的合适量程，红表笔插入V/Ω孔，黑表笔插入COM孔，并将表笔与被测线路并联，即显示电压读数。④测量交直流电流：将功能开关拨至DCA（直流）或ACA（交流）的合适量程，红表笔插入mA孔（<200mA时）或10A孔（>200mA时），黑表笔插入COM孔，并将表笔与被测线路串联，即显示电流读数。⑤测量电容：将功能开关拨至电容（C）测量挡的合适量程，将电容插入万用电表C-X插孔，即显示电容读数。⑥测量二极管正向压降：将功能开关拨至二极管挡"▸┤"，红表笔接正极、黑表笔接负极时，即显示二极管正向压降；反接时（红表笔接负极，黑表笔接正极），即显示"OL"（over load）。⑦测量三极管参数：将功能开关拨至三极管挡"hFE"，将NPN或PNP三极管的发射极、基极、集电极分别插入万用电表晶体管插孔E、B、C，即显示三极管放大倍数β。

　　（3）注意事项：①数字万用电表红表笔对应万用电表内部电池正极，黑表笔对应万用电表内部电池负极；而磁电式万用电表表笔则是红表笔接内部电池的负极，黑表笔接内部电池的正极。②如果无法预先估计被测电压或电流的大小，则应先拨至最高量程挡测量一次，再视情况逐渐把量程减小到合适位置，确保测量精度最高。③如果所选择的量程挡太低，测量值超量程，数字万用电表显示"1"表示过载，也有的显示"OL"；而磁电式万用电表则会表头满偏，有可能损坏仪器。④数字万用电表测直流量时，不必考虑正、负极性，但磁电式万用电表必须考虑正、负极性。⑤在线测量电路通断性、二极管或电解电容以前，必须先切断电源，并将所有的高压电容放电。⑥禁止在测量高电压（220V）或大电流（0.5A）时换量程，以防止产生电弧，烧毁开关触点。⑦数字万用电表读数直接由 LCD 显示器上读数，单位视所选择的量程而定，而磁电式万用电表读数则必须考虑倍率。⑧测量完毕，应将量程（功能）开关拨到最高电压挡，并关闭电源。

5．交流毫伏表

（1）工作原理：交流毫伏表（即模拟式电压表）由输入保护电路、前置放大器、衰减控制器、放大器、表头指示放大电路、整流器、监视输出及电源组成。输入保护电路用来保护该电路的场效应管。衰减控制器用来控制各挡衰减的接通，使仪器在整个量程均能高精度地工作。整流器是将放大了的交流信号进行整流，整流后的直流电流再送到表头。监视输出功能主要是用来检测仪器本身的技术指标是否符合出厂时的要求，同时也可作放大器使用。交流毫伏表具有测量交流电压、电平测试、监视输出等三大功能。交流测量的幅值范围是100mV～300V，分为多个挡位。频率的范围是 5Hz～2MHz。

（2）使用方法：①为了保证稳定性，仪器需预热 10s。此时，指针的无规则摆动属正常。②测量前，将通道输入端测试探头上的红、黑色鳄鱼夹短接调零。③测量时，首先选择最高测量量程（300V），然后将输入测试探头上的红、黑鳄鱼夹断开后与被测电路并联（红鳄鱼夹接被测电路的测量点，黑鳄鱼夹接在地端），观察表头指针在刻度盘上所指的位置。若指针在起始点位置基本没动，说明被测电路中的电压甚小，且毫伏表量程选得过高，此时用递减法由最高量程向低量程变换，直到表头指针指到满刻度的 2/3 左右即可。④准确读数。表头上第一、二条刻度为测量交流电压有效值的专用刻度，第三、四条为测量分贝值的刻度。当量程开关分别选 1mV/V、10mV/V、100mV/V 挡时，从第一条刻度读数；当量程开关分别选3mV/V、30mV/V、300mV/V 挡时，应从第二条刻度读数。当用该仪表去测量外电路中的电平值时，就从第三、四条刻度读数，读数方法是：量程数加上指针指示值，等于实际测量值。

（3）注意事项：①使用前应先检查量程旋钮与量程标记是否一致，若错位会产生读数错误。②交流毫伏表灵敏度较高，为防止干扰信号打弯指针，在不测试信号时应将量程旋钮旋到较高量程挡。③交流毫伏表在通电之前，一定要将输入电缆的红、黑鳄鱼夹短接，防止外界干扰信号进入表头将表针打弯。④测量前应短路调零。打开电源开关，将输入电缆的红黑鳄鱼夹子夹在一起，将量程旋钮旋到 1mV 量程，通过调零电位器进行调零。若指针不指在零位，应检查输入电缆是否断路或接触不良，出现问题及时更换。⑤交流毫伏表接入被测电路时，红色鳄鱼夹必须接正极，黑色鳄鱼夹必须接负极（地）。⑥若要测量高电压，输入端黑色鳄鱼夹必须接在地端。⑦交流毫伏表只能用来测量正弦交流信号的有效值，若测量非正弦交流信号要经过换算。

（二）常用电子元器件

在电子设计的过程中会用到很多电子元器件，常用的一般有电阻器、电容器、电感器、二极管、三极管等，图1-2为常用电子元器件。

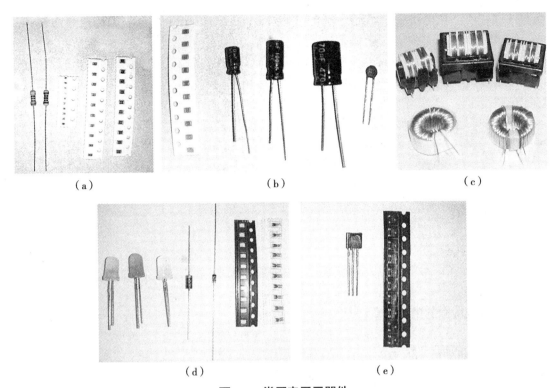

图 1-2　常用电子元器件
(a)电阻器;(b)电容器;(c)电感器;(d)二极管;(e)三极管。

电阻器一般称为电阻。电阻是描述导体导电性能的物理量,电阻的基本单位是欧姆(Ω),在电路图中通常用字母 R 表示电阻。电阻的量值与导体的材料、形状、体积以及周围环境等因素有关。电阻的分类多种多样,通常分为三大类:固定电阻、可变电阻、特种电阻。按用途可分类:限流电阻、降压电阻、分压电阻、保护电阻、启动电阻、取样电阻、去耦电阻、信号衰减电阻等;按外形及制作材料又可分类:碳膜电阻、硼碳膜电阻、硅碳膜电阻、合成膜电阻、金属膜电阻、氧化膜电阻、实心(包括有机和无机)电阻、压敏电阻、光敏电阻、热敏电阻、水泥电阻、拉线电阻、贴片电阻等类型。电阻在电路中通常起分压、分流的作用。

电容器一般称为电容,是储存电量和电能的电子元器件。两个相互靠近的电容极板,中间夹一层不导电的绝缘介质,即可构成电容。电容器电容量的基本单位是法拉(F),在电路图中通常用字母 C 表示电容元件。电容器电容值与电容极板正对面积、距离、绝缘介质的相对介电常数等有关。电容的分类多种多样,通常分为三大类:固定电容、可变电容和微调电容。按电介质可分类:有机介质电容、无机介质电容、电解电容、电热电容和空气介质电容等;按制造材料的不同可分类:瓷介电容、涤纶电容、电解电容、钽电容以及聚丙烯电容等。电容在电路中通常起隔直通交、调谐、旁路、耦合、滤波等作用。

电感器一般称为电感,是能够把电能转化为磁能而存储起来的电子元器件。电感的结构类似于变压器,但只有一个绕组。电感器电感的基本单位是亨利(H),在电路图中通常用字母 L 表示电感元件。电感器的电感大小,主要取决于线圈的圈数(匝数)、绕制方式、有无磁心及磁心的材料等。电感的种类很多,通常分为固定电感、可变电感。按绕线结构分类:单层线圈、多层线圈、蜂房式线圈;按导磁体性质分类:空芯线圈、铁氧体线圈、铁芯线圈、铜芯线圈。电感在电路中主要起到滤波、振荡、延迟、陷波等作用，还有筛选信号、过滤噪声、稳定电流及抑制电磁波干扰等作用。

半导体二极管简称二极管。二极管是用半导体材料（硅、硒、锗等）制成的一种具有单向导电性能的电子元器件。当二极管阳极和阴极加正向电压时，二极管导通；当阳极和阴极加反向电压时，二极管截止。在电路图中通常用字母 D 表示二极管元件。二极管按结构可分类：点接触型二极管、面接触型二极管、平面型二极管、扩散型二极管等；按用途可分类：普通二极管、光电二极管、发光二极管、变容二极管以及稳压二极管等。二极管在电路中可以起到整流、检波、发光显示、变容、稳压等作用。

半导体三极管简称三极管。三极管是一种控制电流的半导体器件。其作用是把微弱信号放大成幅度值较大的电信号，在电路中通常用字母 T 表示三极管元件。三极管按材质可分类：硅管、锗管；按结构可分类：NPN、PNP 型三极管。按功能可分类：开关管、功率管、达林顿管、光敏管等；按功率可分类：小功率管、中功率管、大功率管。除了放大电流或电压信号外，三极管在电路中还可以起到开关、电平转换、负载等作用。

【实验步骤】

1. 信号电压的测量

（1）打开信号发生器电源开关，选择正弦波。通过选择频率挡级，调整频率调节旋钮与输出幅度调节旋钮，获得 200Hz、4V 的正弦交流信号。

（2）打开示波器电源开关，垂直方式开关置 CH1，CH1 耦合方式开关置 GND，扫描方式置 AUTO，关闭灵敏度旋钮及扫描速率微调旋钮。适当调节亮度、聚焦、垂直和水平位移、扫描速率等控件，使示波器屏幕上出现一条清晰稳定的水平亮线。

（3）将信号发生器测试夹与示波器 CH1 测试夹对接，选择示波器 CH1 耦合方式为 AC 方式，调节垂直和水平位移、扫描速率等，使屏幕上出现稳定的正弦波，读取信号电压的峰 - 峰值 U_{pp}，将所测数据填入表 1-1 中。

（4）保持信号发生器的状态，分别将衰减开关置 20dB、40dB、60dB，用示波器分别测量读取信号电压的峰 - 峰值 U_{pp}，将所测数据填入表 1-1 中。

表 1-1　示波器测量信号电压表

灵敏度 /（V/div）	峰 - 峰间隔数	U_{pp}/V	衰减 /dB
			0
			20
			40
			60

2. 用示波器和交流毫伏表测量信号参数

（1）调节信号发生器产生 100Hz、1V 的正弦波信号。将信号输出接入示波器 CH1 通道，调节示波器相关开关和旋钮使波形稳定。适当选择扫描速率开关（关闭微调），使屏幕上显示 2～3 个周期稳定的正弦波形。根据扫描速率位置，读取一个正弦周期所占时间即为周期 T，周期的倒数即是频率 f，将所测数据填入表 1-2 中。

（2）分别选择信号发生器频率为 1kHz、10kHz、100kHz，用示波器和交流毫伏表测量信号参数，将所测数据填入表 1-2 中。

表1-2　示波器和交流毫伏表测量信号参数表

| 1V 正弦波信号 | 电压测量 | | 频率测量 | |
频率 /Hz	有效值 /V	峰值 /V	T/s	f/Hz
100				
1k				
10k				
100k				

3. 万用电表的应用　用万用电表判断模拟电子技术实验箱中电阻器、电容器、二极管、三极管的好坏,对二极管、三极管引脚进行确定。

(1) 电阻的检测:用万用电表(磁电式或数字式)测量电阻是最简易方法。将万用电表两表笔(不分正负)分别与电阻的两端引脚相接,即可测出实际电阻值。为了提高测量精度,应根据被测电阻标称值的大小来选择量程。测量阻值时,如果万用电表显示 0,或数字不停地变动,或显示的数字与电阻上标称值相差很大,则说明电阻已损坏。如果与电阻上标称值相等或接近,则表示该电阻正常。

1) 磁电式万用电表判断电阻:①功能开关置合适的 Ω 量程挡。②固定电阻测量:指针指示的数据乘以倍率所得的结果与其标称值相符,则电阻是正常的;若测得结果为 0,表示该电阻短路;若测得结果为∞,表示该电阻断路。③可变、可调电位器测量:先测 2 个固定端的阻值,测得结果应与标称值相符;再测中间抽头与任一固定端间的阻值,同时慢慢转动转轴,观察其阻值是否连续变化,若由小变大或由大变小,最终为 0 或等于两固定端的标称阻值,则电位器正常,否则损坏。

2) 数字万用电表判断电阻:①红表笔插入输入端子"V/Ω"插孔,黑表笔插入公共端子"COM"插孔;②功能开关置合适的 Ω 量程挡。

注意事项:在电路中测试电阻值时,因电路中电参数相互影响,应先取下电阻的一个脚再进行测量。

(2) 电解电容的识别与检测

1) 指针万用电表判断电解电容:在刚接触的瞬间,电解电容开始充电,万用电表指针向右偏转较大角度(在同一量程下,摆动越大,容量越大),接着逐渐向左回摆,直至某一电阻值处,这是电容的正向漏电阻。将表笔正、负极交换后再摆动一次,回摆后测得的反向电阻小于正向电阻。在测量中,若正向、反向均无充电现象,即万用电表指针不动,则说明容量很小或电容已失效,如果测得阻值很小或一直为零,说明电容漏电严重或已击穿损坏。

2) 数字万用电表判断电解电容:将数字万用电表的功能开关置于电容(CAP)合适的量程。将待测的电解电容直接插入万用电表中插孔 CX,读取数值,若显示的数值与电解电容的标称值在误差范围内相符,则电解电容正常,否则损坏。

(3) 二极管的检测

1) 指针式万用电表测试二极管

a) 二极管的好坏及电极的判别:用万用电表的 R×1K 挡,红、黑两表笔分别接触二极管的两个电极,测出其正、反向电阻值,一般二极管的正向电阻为几十欧到几千欧,反向电阻为几百千欧以上。用上述测法测得阻值较小的那次,黑笔所接触的电极为二极管的正极,另一端为负极。这是因为在指针式万用电表的欧姆挡,黑表笔接表内电池的正端,红表笔接表内电池的负端。若两次读数均为零，表明二极管短路；若两次读数均无穷大，表明二极管断路；若两次读数接近，则表明二极管性能不好。正、反向电阻差值越大，说明二极管的质量越好，至少应相差百倍为宜。

b）二极管类型的判别：经验证明，用 500 型万用电表的 R×1K 挡测二极管的正向电阻时，硅管为 6～20kΩ，锗管为 1～5kΩ。用 2.5V 或 10V 电压挡测二极管的正向导通电压时，一般锗管的正向电压为 0.1～0.3V，硅管的正向电压为 0.5～0.7V。

2）用数字万用电表进行检测

a）二极管的好坏及电极的判别：将数字式万用电表置于二极管挡，红表笔插入"V/Ω"插孔，黑表笔插入"COM"插孔，这时红表笔接表内电源正极，黑表笔接表内电源负极。当红、黑表笔分别接触二极管的两个电极时：若显示值在 1V 以下，说明二极管正接，与红表笔相接的是二极管正极，与黑表笔相接的是负极；若显示溢出符号"1"，说明二极管反接。若两次测量均显示溢出，则表示二极管内部断路。若两次测量均显示"000"，则表示二极管已击穿短路。

b）二极管类型的判别：将数字式万用电表置于二极管挡，红表笔插入"V/Ω"插孔，黑表笔插入"COM"插孔，红表笔接被测二极管的正极，黑表笔接负极。若显示电压在 0.5～0.7V，说明被测管是硅管；若显示电压在 0.1～0.3V，说明被测管是锗管。用数字式万用电表检测二极管时，不宜用电阻挡进行测量，因为数字式万用电表电阻挡所提供的测量电压太小，不足以使二极管正向导通，通常其正、反向电阻都很大，不能反映二极管的真实电阻值。

（4）三极管的检测

1）指针万用电表检测三极管

a）基极的判别：将万用电表置于电阻×100Ω 或×1kΩ 挡。用黑表笔接三极管的某一引脚，用红表笔分别接另外两个引脚，若两次测得的电阻都很小，调换表笔后测得的电阻都很大，则与黑表笔相连的引脚为基极，同时可知该管是 NPN 型管；反之，用红表笔接三极管的某一引脚，用黑表笔分别接另外两个引脚，若两次测得的电阻都很小，则与红表笔相连的引脚为基极，同时可知该管是 PNP 型管。

b）集电极、发射极的判别：判断依据是三极管具有电流放大作用。以 NPN 型管为例，假定其余两只脚中的一只是集电极，将黑表笔接到此引脚上，红表笔接假定的发射极上。用 100kΩ 的电阻接在（或用手捏住）已知的基极和假定的集电极之间，测得一个电阻记为 R_1；再做相反的假设，即把原来假定的集电极假设为发射极，原来假定的发射极假设为集电极，重复上述测量过程，再测得一电阻 R_2。比较两次测得的阻值，若前者阻值较小，则说明前者假设是对的，即黑表笔接的一只脚就是集电极，剩下的一只脚便是发射极。若两次测得结果都大或都小，说明该三极管损坏。

对 PNP 型管，只需调换表笔，仍采用上述检测方法。

2）数字万用电表检测三极管

a）基极的判别：将功能开关置数字万用电表的二极管挡，红表笔插入"V/Ω"插孔，黑表笔插入"COM"插孔。

NPN：红表笔接假定的"基极"，黑表笔分别接假定的"集电极"和"发射极"，两次测量结果都是显示 550mV（或 300mV）左右；调换表笔，两次测量都显示"1"，则表明红表笔接的是真正的基极，说明该三极管为 NPN 型硅管（或锗管），且三极管正常。

PNP：黑表笔接假定的"基极"，红表笔分别接假定的"集电极"和"发射极"，两次测量结果都是显示 550mV（或 300mV）左右；调换表笔，两次测量都显示"1"，则表明黑表笔接的是真正的基极，说明该管为 PNP 型硅管（或锗管），且三极管正常。

b）集电极、发射极的判别：判别依据是三极管具有电流放大作用。将功能开关置"hFE"处，根据管型将其插入相应的管座，基极"b"插入 b 座，假定的集电极"c"插入 c 座，假定的发射极"e"插入 e 座，若显示的 β 值为几十至几百，则表明假定的集电极"c"是真正的集电极 c，假定的发射极"e"是真正的发射极 e；若显示的 β 值很小，则表明假定的集电极"c"是真正的发射极 e，假定的发射极"e"是真正的集电极 c。

4．验证二极管的单向导电性　测量之前，先记录所用二极管的型号（为测出反向电流的数值，采用锗管）和主要参数（即最大正向电流和最大反向电压），再确定二极管引脚。

（1）为了测得二极管的正向特性曲线，可按照图 1-3 所示的电路连线。图中，R 为保护二极管的限流电阻，电压表的量程取 1V 左右。检查线路无误后，接通电源，逐步地增加电压，取 0.00V、0.10V、0.20V…0.80V（在电流变化较大的地方，电压间隔应取小一些），读出相应电流值，填入预先自拟的表格中。

（2）为了测得反向特性曲线，可按图 1-4 连接电路。将电流表换成微安表，电压表换接比 1V 大的量程，接上电源，逐步改变电源输出电压，取 0.00V、1.00V、2.00V…8.00V，读出相应电流值，填入预先自拟的表格中。

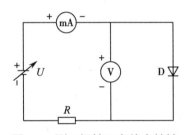

图 1-3　测二极管正向伏安特性

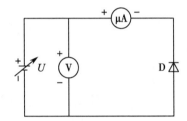

图 1-4　测二极管反向伏安特性

（3）以电压为横轴，电流为纵轴，利用测得的正反向电压和电流的数据，绘出二极管的伏安特性曲线，验证二极管的单向导电性。由于正向电流读数为毫安，反向电流读数为微安，如果在纵轴上取同一单位不现实，实际中，在纵轴上半段和下半段坐标纸上电流值的单位可以不同，但必须分别标注清楚。

5．用万用电表测量直流稳压电源电压和直流电源电流

（1）用万用电表测量实验箱上的多种直流稳压电源输出电压，测量数据填入自拟表格中。

（2）利用实验箱上的直流电源，选取一个合适的电阻，设计一个测量直流电流的电路，并利用万用电表实验测量，填入自拟表中。

【思考题】

1．使用示波器时，如出现以下情况：①无图像；②只有垂直线；③只有水平线；④图像不稳定，试说明可能的原因，应调节哪些旋钮加以解决？

2．交流毫伏表在小量程挡，输入端开路时，指针偏转很大，甚至出现打针现象，这是什么原因？应怎样避免？

3．在实验中，所有仪器与实验电路必须共地（所有的地接在一起），这是为什么？

（牛晓东）

实验二　电路的基本原理

电路原理是医学电子学基础知识体系中最基本的内容，包括电压、电流等相关基本概念以及基本定理。本实验由四个部分组成，是一项验证性综合实验项目。目标是通过实验来验证电路中的基本概念与基本定理，有助于同学们对电路基本原理的理解与掌握，为之后的有关电路理论和实验课程的学习打下必要的基础。

一、直流电路中电压与电位的关系

【实验目的】

1. 熟悉电位、电压及其相互关系。
2. 学会选取不同参考点，验证电路中电位的相对性和电压的绝对性。
3. 掌握电路电位图和电压图的绘制方法。
4. 掌握直流稳压电源及直流电工仪表的使用方法。

【实验器材】

直流稳压电源 1 台、电压表 1 块、电阻 5 个、实验电路板 1 块和导线若干。

【实验原理】

1. 电位与电压的关系　为了方便分析电路，常在一个确定电路中选取某一点作为参考点，把其余各点到参考点的电压降称为该点的电位（用 U 表示），单位是伏（用 V 表示）。通常参考点的电位选为零，则参考点也称为零电位点。因此，各点电位的高低依据所选的参考点的不同而不同，是相对的。但是，任意两点之间的电位差（即电压，也用 U 表示，），单位也是伏（用 V 表示）。它是绝对的，不会因参考点电位的变化而变化。因此，依据该性质，实验中可用一只电压表来测量出电路中各点的电位及其任意两点之间的电压。

电位与电压关系的电路如图 2-1 所示，假设 A 点为电位参考点（用"⊥"表示），即 $U_A = 0$，则 $U_B = U_{BA}$，$U_C = U_{CA}$，$U_D = U_{DA}$，$U_E = U_{EA}$。因此，任意两点之间的电压则为该两点的电位差，如 $U_{BC} = U_B - U_C$，$U_{DE} = U_D - U_E$ 等。

在电路图中参考电位点可任意选定，对于不同的参考点，所获得的电位数值是不同的。在实验测量时必须正确区分电位和电压的高低，按照惯例，是以电流方向的电压降为正。因此，在用电压表测时，应将电压表的"负"表笔接在电位参考点上，将"正"表笔分别与被测电位点接触。若电压表指针正向偏转则电位为正值；若电压表指针反向偏转，则应调换表笔两端，此时电压表读数为负值，即该点电位为负。在测量电路电压时，电压表的"负"表笔应接

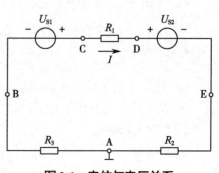

图 2-1　电位与电压关系

14

在电压符号双下标的第二个字母所表示的点上。例如，测量电压 U_{AB} 应将"负"表笔接在 B 点，"正"表笔接在 A 点上。若指针正向偏转，读数为正值；若指针反向偏转，倒换正、负表笔位置，读数为负值。

2. 电位图与电压图　根据上述内容，实验测量可用一个电压表来测量各点电位与任何两点间的电压。如果令电位作为纵坐标，闭合电路中各点位置（如电阻）作为横坐标，那么将测量到的各点电位标识在坐标平面上，并按顺序用直线将标识点相连接，即可得到电路的电位变化图。在电位图中，每段直线便表示为两点间电位变化情况。例如，如果选定在图 2-1 电路中的点 A 为电位参考点并将该点接地作为零电位点，那么从 A 点开始顺时针或逆时针绕行作图即可。如果以 A 点开始顺时针方向作图则可获得图 2-2（a）所示电位图。以 A 点作为坐标原点，纵坐标上取电位（U）且横坐标上取电阻（R）。自 A 至 B 段为电阻 R_3。因 A 点电位 $U_A = 0$，则 $U_B = U_B - U_A = -IR_3$。电流 I 方向由 A 指向 B，则 A 点电位比 B 点电位高。所以，B 点电位为负电位。直线的斜率表示电流的大小。自 B 至 C 段为电压源电压 U_1。如果忽略其内电阻，则 B 点至 C 在一条直线上，即自 B 点垂直上升至 C 点。自 B 至 C 段将升高一定电位，其值等于 U_1，即 $U_C - U_B = U_1$。因此，C 点电位为 $U_C = U_B + U_1 = U_1 - IR_3$。以此类推可做出完整的电位变化图。若沿闭合回路循行一周，则终点与起点同为 A 点。因此，沿闭合回路一周所有电位升相加的总和必定等于所有电位降相加的总和。

如果令电压作为纵坐标，闭合电路中各点（N）作为横坐标，那么将测量到的两点间电压标识在坐标平面上，并按顺序用直线标出任意两点间电压，即可得到电路的电压变化图。在电压图中，每段直线便表示为两点间电压。如果以 A 点开始顺时针方向作图则可获得图 2-2（b）所示电压图。以 A 点作为坐标原点，纵坐标上取电压（U）且横坐标上取节点（N）。电流 I 方向由 A 指向 B，则自 A 至 B 段为电阻 R_3 产生的电压，即 $U_{AB} = IR_3$，为正值。自 B 至 C 段为电压源电压 U_1，其电压参考方向与电流 I 方向相反，则自 B 至 C 段为电压源电压为 $-U_1$，为负值。以此类推可做出完整的电压变化图。若沿闭合回路循行一周，则终点与起点同为 A 点。因此，沿闭合回路一周所有电压升相加的总和必定等于所有电压降相加的总和。

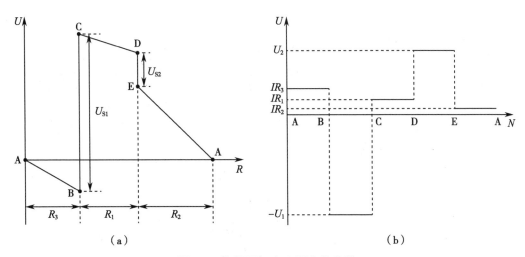

（a）　　　　　　　　　　　　　　　（b）

图 2-2　电位图与电压图变化曲线

（a）电位图；（b）电压图。

【实验步骤】

本实验电路如图 2-3 所示，分别将两路直流稳压电源接入电路，按图 2-3 接好实验电路，其各参考值如下：$R_1 = 510\Omega$，$R_2 = 1k\Omega$，$R_3 = 510\Omega$，$R_4 = 510\Omega$，$R_5 = 330\Omega$，$U_1 = 6V$，$U_2 = 12V$。

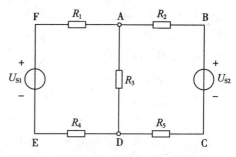

图 2-3 电位与电压测量的实验电路图

（1）在接入电源 U_1、U_2 之前，应将直流稳压电源的输出"细调"旋钮调至最小位置。然后打开直流稳压电源开关，调节电压输出。

（2）以电路中的 A 点为参考点，分别测量电路中的 A、B、C、D、E、F 各点电位及每两点间的电压 U_{AB}、U_{BC}、U_{CD}、U_{DE}、U_{EF}、U_{FA}。

将测量结果分别填入表 2-1 中，并根据测量的电位数值，计算上述电压值，也填入表 2-1 中。

（3）再以电路中的 D 点为参考点，分别测量电路中的 A、B、C、D、E、F 各点电位及每两点间的电压 U_{AB}、U_{BC}、U_{CD}、U_{DE}、U_{EF}、U_{FA}。

将测量结果分别填入表 2-1 中，并根据测量的电位数值，计算上述电压值，也填入表 2-1 中。

表 2-1 电位 / 电压测量数据记录表 　　　　　　　　　　　　　　　　　　　　单位：V

电位参考点	方式	电位 / 电压											
		U_A	U_B	U_C	U_D	U_E	U_F	U_{AB}	U_{BC}	U_{CD}	U_{DE}	U_{EF}	U_{FA}
A	计算值												
	测量值												
	相对误差												
D	计算值												
	测量值												
	相对误差												

注：（1）"计算值"一栏 $U_{BC} = U_B - U_C$，$U_{DE} = U_D - U_E$，以此类推；

（2）相对误差 =（测量值 − 计算值）/ 计算值（%）。

【注意事项】

测量电位时，如果用数字直流电压表测量时，用负表笔（黑色）接参考电位点，用正表笔（红色）接被测各点。若指针正向偏转或显示正值，则表示该点电位为正（即高于参考点电位）；若指针反向偏转或显示负值，此时应调换电压表的表笔，然后读出数值，此时在电位数值前加一负号（表示该点电位低于参考点电位）。

【思考题】

1. 若以 E 点为参考点，则各点电位及电压如何变化？

2. 请说明电路中电位、电压、电位差、电动势之间的关系。

（丁　皓）

二、基尔霍夫定律

【实验目的】

1. 掌握基尔霍夫定律并加深对它的理解。

2．熟悉支路、回路、参考方向等基本概念。

3．学会利用直流电流表测量各支路的电流、利用直流电压表测量各元件上的电压。

【实验器材】

直流数字电流表、直流数字电压表、可调直流稳压电源（双路 0～30V 可调）各 1 台；电阻、导线若干。

【实验原理】

基尔霍夫定律是电路中电压和电流所遵循的基本规律，包括电流定律（KCL）和电压定律（KVL），它们分别描述节点电流和回路电压，是分析和计算较为复杂电路的基础。它们不仅可以用于直流电路和交流电路的分析，还可以用于含有电子元件的非线性电路的分析。

基尔霍夫电流定律：对电路中的任一节点而言，在任一时刻，流入某一节点的支路电流之和恒等于流出该节点的支路电流之和（一般流入节点的电流取正号，流出节点的电流取负号），即

$$\sum I_\text{入} = \sum I_\text{出} \quad \text{或} \quad \sum I_\text{入} - \sum I_\text{出} = 0 \quad \text{或} \quad \sum I = 0$$

基尔霍夫电流压律：在任一时刻，沿任一闭合回路绕行一周，回路中各段电压升之和等于电压降之和（一般沿绕行方向电压升高的电压取正号，沿绕行方向电压降低的电压取负号），即

$$\sum U_\text{升} = \sum U_\text{降} \quad \text{或} \quad \sum U_\text{升} - \sum U_\text{降} = 0 \quad \text{或} \quad \sum U = 0$$

因此，在实验前，必须设定电路中所有电流和电压的参考方向，其中电阻上的电压参考方向应与电流方向一致，即取关联参考方向。

【实验步骤】

实验电路如图 2-4 所示，电源 U_{S1} 输出电压调到 +6V，电源 U_{S2} 输出电压调到 +12V（以直流数字电压表读数为准）。

实验前先设定三条支路的电流参考方向，如图 2-4 中的 I_1、I_2、I_3 所示，并熟悉电路结构；设定电路中电阻元件的参数为：$R_1 = 510\Omega$、$R_2 = 1\text{k}\Omega$、$R_3 = 510\Omega$、$R_4 = 510\Omega$、$R_5 = 330\Omega$。

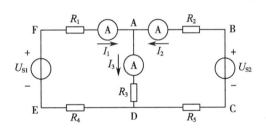

图 2-4　基尔霍夫定律实验电路

1．测量支路电流　将电流表接入三条支路中，读出各个电流值。按规定：在节点 A，电流表读数为"＋"，表示电流流入节点；读数为"－"，表示电流流出节点，然后根据图 2-4 中的电流参考方向，确定各支路电流的正、负号，并记入表 2-2 中，将测得的各电流值代入 $\sum I = 0$，验证基尔霍夫电流定律。

表 2-2　基尔霍夫定律实验数据

类别	电流 /mA 和电压 /V									
	I_1	I_2	I_3	U_{S1}	U_{S2}	U_{BA}	U_{DC}	U_{AD}	U_{DE}	U_{FA}
计算值										
测量值										
相对误差										

2. 测量元件电压 用直流数字电压表分别测量两个电源及电阻元件上的电压值,将数据记入表 2-2 中。测量时应遵循一定的绕行方向进行测量,并指明电压的参考极性,电压表的红(正)接线端应插入被测电压参考方向的高电位端,黑(负)接线端插入被测电压参考方向的低电位端。将测得的各电压值代入 $\sum U = 0$,验证基尔霍夫电压定律。

【注意事项】

1. 禁止直流稳压电源两端碰线短路。

2. 若用指针式电流表进行测量时,要识别电流插头所接电流表的"+""−"极性,倘若不换接极性,则电表指针可能反偏甚至损坏设备(电流为负值时),此时必须调换电流表极性,重新测量,此时指针正偏,但读取的电流值必须冠以负号。

【思考题】

1. 在图 2-4 的电路中可以列几个回路电压方程?它们与绕行方向有无关系?

2. 实验中,若用指针式万用表直流毫安挡测各支路电流,什么情况下可能出现毫安表指针反偏,应如何处理,在记录数据时应注意什么?若用直流数字毫安表进行测量时,则会有什么显示?

(王世刚)

三、电压源与电流源

【实验目的】

1. 掌握电源外特性的测试方法。

2. 掌握电压源与电流源等效变换的条件。

3. 了解电源的外特性。

【实验器材】

直流稳压电源 2 台;直流恒流源 1 台;电压表、电流表各 1 只;三极管 1 只;可调电阻、电阻、导线若干。

【实验原理】

电源是将其他形式的能转换成电能的装置,为外电路提供电压和电流,常见的电源有干电池、蓄电池、信号源等。

1. 电压源 任何一种电源都有一定的电动势和一定的内阻,通常电压源表示为电动势 E 和内阻 R_0 串联的形式,如图 2-5(a)。根据欧姆定律有: $U = E - IR_0$,所以端电压是随负载电流变化而变化的,其外特性曲线如图 2-5(b)。理想电压源内阻 $R_0 = 0$,所以端电压 $U \equiv E$,即输出电压不会随负载变化而变化,电流大小由外电路决定,其外特性曲线如图 2-5(c)。实验中用到的直流稳压电源,其内阻很小,当 $R_0 \ll R_L$ 时, $U \approx E$,可以近似认为是理想电压源(恒压源)。

2. 电流源 除了电压源还有一种电源称为电流源,可以表示为恒定电流 I_S 和内阻 R_S 并联的形式,如图 2-6(a)。由图 2-6(a)有: $I = I_S - \dfrac{U}{R_S}$,所以电流随外电路变化而变化,其外特性曲线如图 2-6(b)。理想电流源的内阻 $R_S = \infty$,所以 $I \equiv I_S$,即电流是恒定的,而端电压由外电路决定,外特性曲线如图 2-6(c)。实验中用到的三极管,若基极电流 I_b 为某个值且当 U_{ce} 超过一定值时,电流 I_c 可近似认为不随 U_{ce} 变化为变化,即可近似看成理想电流源(恒流源)。

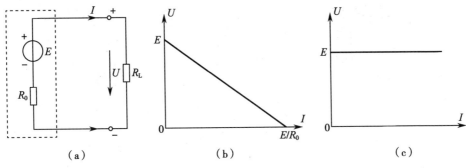

图 2-5　电压源

(a)电压源模型;(b)电压源的外特性曲线;(c)理想电压源的外特性曲线。

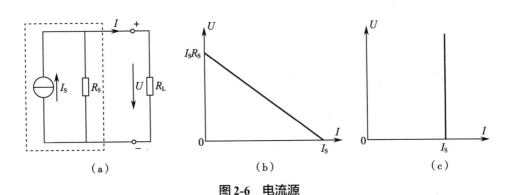

图 2-6　电流源

(a)电流源模型;(b)电流源的外特性曲线;(c)理想电流源的外特性曲线。

3. 电源间等效变换　在简化电路分析时,有时需要在电压源与电流源之间进行相互变换,若它们能向同样的负载提供出同样大小的电流和端电压,则称这两个电源是等效的,即具有相同的外特性。

电压源与电流源等效变换的条件为:

$$I_S = \frac{E}{R_0} \qquad R_S = R_0$$

根据上述条件,只要给出了电源的一种电路模型的参数,就可以将它转换成另一种电路模型。理想电压源($R_0 = 0$)和理想电流源($R_S = \infty$)之间没有等效关系。

【实验步骤】

实验电路参考参数:$R = R_e = R_S = R_L = 500\Omega$、$R_0 = 51\Omega$、$R_1 = 100\Omega$、$R_2 = 200\Omega$、$E_1 = 4V$、$E_2 = 15V$。

1. 电压源的外特性测量

(1)按图 2-7(a)连接电路,调节可调电阻 R,使其阻值由小变大,记录两表读数,将所得数据填入表 2-3 中。

(2)按图 2-7(b)连接电路,调节可调电阻 R,使其阻值由小变大,记录两表读数,将所得数据填入表 2-4 中。

(3)根据实验步骤(1)(2)所得数据画出两种电压源的外特性曲线。

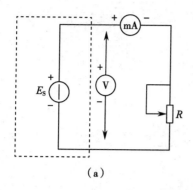 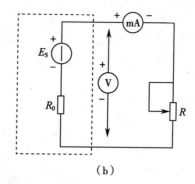

（a） （b）

图 2-7 电压源实验图

（a）理想电压源实验图；（b）实际电压源实验图。

表 2-3 理想电压源外特性测量

U/V					
I/mA					

表 2-4 实际电压源外特性测量

U/V					
I/mA					

2. 电流源的外特性测量

（1）按图 2-8 连接电路，将滑动变阻器 R_e 调至最大。

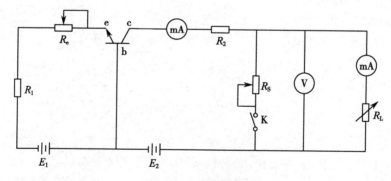

图 2-8 电流源实验图

（2）调节 R_e 大小，使 $I_c = 10mA$，调节 $R_S \approx 150\Omega$，调节变阻器 R_L 使其由小变大，观察 I_L 和电阻 R_L 的端电压 U_L 变化并记录数值大小，将所得数据填入表 2-5 中。

表 2-5 实际电流源外特性测量

U_L/V					
I_L/mA					

（3）调节 R_S 大小，观察 U_L 随 I_L 变化情况。

（4）将 R_S 调至无穷大，记录 U_L 随 I_L 变化情况，将所得数据填入表2-6中。

表2-6　理想电流源外特性测量

U_L/V					
I_L/mA					

（5）根据实验步骤（2）（4）所得数据作出两种电流源的外特性曲线。

3．等效变换

（1）按图2-9（a）连接电路，读取图2-9（a）中两表的读数。

（2）按图2-9（b）连接电路，调节图2-9（b）中电压源 E_S，使得两表的读数与图2-9（a）中的数值相等，记录 I_S 之值。

（3）验证等效变换条件是否成立。

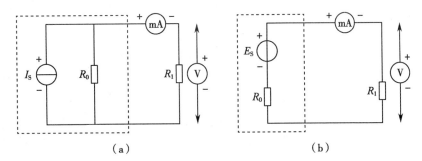

图2-9　电源等效变换实验图

（a）实际电流源实验图；（b）实际电压源实验图。

【注意事项】

1．在连接电路和更换元器件时注意要切断电源。

2．连接直流仪表时要注意仪表极性与量程。

3．连接电路时注意三极管极性。

4．通电前，应将滑线变阻器置于阻值最大处，电压源、电流源输出调节旋钮应置于0位。

【思考题】

1．直流稳压电源不允许短路，直流恒流源不允许开路，为什么？

2．电压源或电流源外特性为什么呈下降趋势？

3．恒压源和恒流源的输出在任何负载下是否都保持恒值？

4．理想电压源和理想电流源为什么不能进行等效变换？

（陆政玲）

四、叠加原理和戴维南定理

【实验目的】

1．掌握线性电路的叠加原理和戴维南定理的实验验证方法。

2．掌握有源二端网络等效参数的一般测量方法。

【实验器材】

可调直流恒压源、可调直流恒流源、数字直流电压表、数字直流电流表、万用电表、电路实验箱各1台；电流插座插头1个。

【实验原理】

1. 叠加原理 由独立电源和线性电阻元件组成的电路，称为线性电阻电路。叠加原理反映了线性电路的基本性质。

叠加原理指出：在任何由几个独立电源共同作用下的线性电路中，通过每一个元件的电流或其两端的电压，都可以看成是各个独立电源（电压源或电流源）单独作用时，在该元件上所产生的电流或电压的代数和。

所谓电路中只有一个电源单独作用，就是将其余的独立电源都置零（即不作用）。在实验过程中，电压源置零即去掉电压源而用短路（$U_S=0$）代替，电流源置零即去掉电流源而用开路（$I_S=0$）代替。

叠加原理除反映了线性电路具有"可叠加性"之外，还表明线性电路具有"齐次性"。线性电路的齐次性是指当激励信号（某独立电源的值）增加或减小 K 倍时，电路的响应（即在电路其他各电阻元件上所建立的电流和电压值）也将增加或减小 K 倍。

2. 戴维南定理 任何一个含独立电源的线性电阻电路，如果仅研究其中一条支路的电压和电流，则可将除这条支路之外的电路其余部分看作是一个有源二端网络（或称为含源单口网络）。

戴维南定理指出：任何一个线性有源二端网络，总可以用一个等效电压源来代替。此电压源的电动势等于这个有源二端网络的开路电压 U_{OC}，其等效内阻 R_0 等于该有源二端网络中所有独立源均置零时的无源二端网络的等效电阻。

等效电压源的电动势 U_{OC} 与等效内阻 R_0 的串联单口网络，称为戴维南等效电路。开路电压 U_{OC} 和戴维南等效电阻 R_0 称为有源二端网络的等效参数。等效参数的测量是将有源二端网络等效为戴维南电路的关键。

电路的等效性在于变换前后原电路和等效电路的外部特性保持不变，即端口电压和端口电流保持不变。

3. 有源二端网络等效参数的测量方法

（1）有源二端网络开路电压 U_{OC} 的测量

1）直接测量法：当有源二端网络去源后的无源二端网络的等效电阻 R_0 与电压表内阻 R_V 相比较，有 $R_0 \ll R_V$，即 R_0 相对于 R_V 可以忽略不计时，可以直接用电压表测量开路电压。此时电压表的读数即是有源二端网络的开路电压 U_{OC}。

2）零示法：在测量具有高内阻有源二端网络的开路电压时，用电压表进行直接测量会造成较大的误差，为了消除电压表内阻的影响，往往采用零示法测量，如图2-10所示。

零示法测量原理是用一低内阻的稳压电源与被测有源二端网络进行比较，当调节稳压电源的输出电压至与有源二端网络的开路电压相等时，电压表的读数将为0，然后将电路断开，测量此时稳压电源的输出电压，即为被测有源二端网络的开路电压。

3）补偿法：当有源二端网络去源后的无源二端网络的等效电阻 R_0 与电压表内阻 R_V 相比不可忽略时，用电压表直接测量开路电压，会影响被测电路的原有工作状态，造成所测电压与实际电压值之间存在较大误差。这

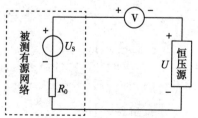

图2-10 零示法测量电路

时用补偿法可以排除电压表内阻 R_V 对测量所造成的影响。

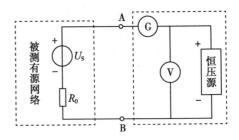

用补偿法测量开路电压的测量步骤如下：先用电压表粗测有源二端网络的开路电压，然后调节直流稳压电源的输出电压近似等于所测开路电压。再按图 2-11 连接实验电路，右边虚线框内即为补偿电路。仔细调节直流稳压电源（恒压源）的输出电压，调至检流计 G 中的电流为零，相当于 A、B 两端开路，即补偿电路的接入没有改变原电路的工作状态，

图 2-11　补偿法测量有源二端网络开路电压电路

此时电压表的读数即为有源二端网络的开路电压。这种补偿法完全消除了电压表内阻对测量开路电压带来的误差。

（2）有源二端网络等效电阻 R_0 的测量

1）开路电压、短路电流法：在有源二端网络输出端开路时，用电压表直接测其输出端的开路电压 U_{OC}，然后再将其输出端短路并将电流表串接其中，用电流表测短路电流 I_{SC}，则内阻为

$$R_0 = \frac{U_{OC}}{I_{SC}}$$

若有源二端网络的内阻值很低时，则不宜测其短路电流 I_{SC}。开路电压、短路电流法将不再适用。

2）伏安法：用电压表、电流表测出有源二端网络的外特性如图 2-12 所示。根据外特性曲线求出其斜率 $\tan\varphi$，则内阻为

$$R_0 = \tan\varphi = \frac{\Delta U}{\Delta I} = \frac{U_{OC}}{I_{SC}}$$

若有源二端网络的内阻值很低时，虽不宜测其短路电流 I_{SC}，但仍可利用伏安法。这时可通过测量开路电压及电流为额定值 I_N 时的输出端电压值 U_N，按下式计算内阻

$$R_0 = \frac{U_{OC} - U_N}{I_N}$$

3）半电压法：在有源二端网络输出端接一可调电位器 R_L 作为负载电阻，如图 2-13 所示。当调节可调电位器 R_L 使负载电阻两端的电压为被测有源二端网络开路电压 U_{OC} 的一半时，该负载电阻值即为被测有源二端网络的等效内阻值。

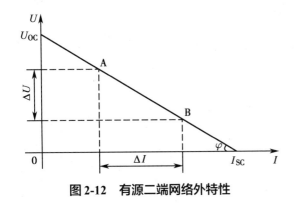

图 2-12　有源二端网络外特性

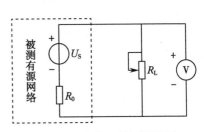

图 2-13　半电压法测量电路

【实验步骤】

1．叠加原理的测量与验证

（1）按图 2-14 电路接线。可选用电阻 $R_1 = R_3 = 510\Omega$，$R_2 = 1k\Omega$，并调节一路直流稳压电源使 $U_1 = +12V$，调节另一路直流稳压电源使 $U_2 = +6V$。

（2）当 U_1 和 U_2 共同作用时，用数字直流电流表（可通过电流插头接入）和数字直流电压表测量各支路电流及各电阻元件两端电压，将数据记录于表 2-7 中。

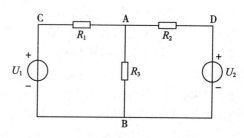

图 2-14　叠加原理实验电路

（3）令 U_1 电源单独作用：将 U_2 电源从电路中去掉，并用导线将 B、D 间短接，重复实验步骤（2）的测量，并将数据记录于表 2-7 中。

（4）令 U_2 电源单独作用：将 U_1 电源从电路中去掉，并用导线将 B、C 间短接，重复实验步骤（2）的测量，并将数据记录于表 2-7 中。

（5）将 U_2 的数值调至 $+12V$，重复实验步骤（4）的测量，并将数据记录于表 2-7 中。

（6）根据测量数据，对于叠加原理的叠加性和齐次性进行验证。

表 2-7　叠加原理测量数据记录表

实验内容	测量项目							
	U_1/V	U_2/V	I_{R1}/mA	I_{R2}/mA	I_{R3}/mA	U_{AB}/V	U_{AC}/V	U_{AD}/V
U_1、U_2 共同作用								
U_1 单独作用								
U_2 单独作用								
$2U_2$ 单独作用								

2．戴维南定理的测量与验证　被测有源二端网络如图 2-15 所示。可选用电阻 $R_1 = 330\Omega$，$R_2 = R_3 = 510\Omega$，$R_4 = 10\Omega$，并调节恒压源使 $U_S = +12V$、恒流源 $I_S = 20mA$。

（1）用开路电压、短路电流法测定戴维南等效电路的 U_{OC} 和 R_0：按图 2-15 电路接入恒压源 U_S 和恒流源 I_S 及可变电阻箱 R_L，测定 U_{OC} 和 R_0。

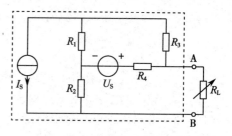

图 2-15　戴维南定理实验电路

有源二端网络等效电阻的其他测定方法：将被测有源二端网络内的所有独立源置零（将电流源 I_S 断开；去掉电压源，并将原电压源接入的两点用一根短路导线相连），然后用伏安法或者直接用万用电表的欧姆挡去测定负载 R_L 开路后输出端两点间的电阻，此即为被测网络的等效内阻 R_0。注意：当用万用电表欧姆挡直接测 R_0 时，有源二端网络内的独立电源必须先置零，以免损坏万用电表。

（2）用半电压法和零示法测量被测网络的等效内阻 R_0 及其开路电压 U_{OC}，线路及数据表格自拟。

（3）测量有源二端网络的外特性：按图 2-15 电路，接上负载电阻 R_L（1kΩ 的电位器）。改变 R_L 阻值，测量有源二端网络的外特性，将数据填入表 2-8 中。

表2-8　有源二端网络的外特性

类别	$R_L/k\Omega$										
	0	0.1	0.2	0.3	0.4	0.5	0.6	0.7	0.8	0.9	∞
U/V											
I/mA											

（4）测量戴维南等效电路的外特性：将按步骤（1）或步骤（2）所测得的等效电阻 R_0（用可调电位器实现）与开路电压 U_{OC}（用可调直流稳压电源实现）相串联，如图 2-16 所示，构成戴维南等效电路。仿照步骤（3）测其外特性，自行列表记录数据，对戴维南定理进行验证。

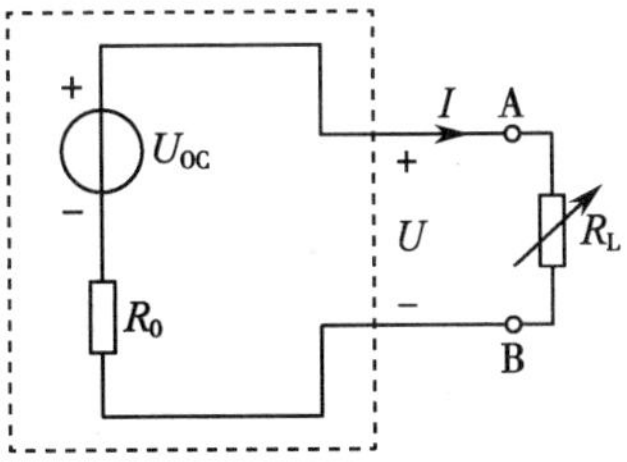

图 2-16　戴维南等效电路

【注意事项】

1. 为减小测量误差，注意及时更换电流表、电压表量程。

2. 电流表应串联在被测支路中；电压表应并联在被测支路上。

3. 测量电流和电压时，应注意仪表的极性以及相应数据"＋""－"号的记录。

4. 改接线路时，要关掉电源。

5. 电源置零时不可将恒压源短接。

【思考题】

1. 叠加原理中 U_1、U_2 分别单独作用，在实验中应如何操作？可否直接将不作用的电源（U_1 或 U_2）置零（短接）？

2. 若将图 2-14 实验电路中某个电阻器换成二极管，试问叠加原理的叠加性与齐次性还成立吗？为什么？

3. 在求戴维南等效电路时，测有源二端网络短路电流 I_{SC} 的条件是什么？在本实验中可否直接做负载短路实验？

（牛晓东）

实验三 *RC*电路测试

【实验目的】

1. 掌握*RC*充放电电路测试技术。
2. 熟悉*RC*充放电电路基本理论。

【实验器材】

示波器、信号发生器各1台；电阻2只；电容1只；导线若干。

【实验原理】

一般在电阻、电容或电感构成的电路中，当电源电压和电流恒定或做周期性变化时，电路中的电压和电流也都是恒定的或按周期性变化，电路的这种状态称为稳态。然而这种含有储能元件的电路在电源刚接通、断开或电路参数、结构发生改变时，电路不能立即达到稳态，需要经过一定的时间后才能到达稳态，电路的这种状态称为暂态。对于电容器电路而言，有

$$C = \frac{q}{u} \qquad i = \frac{dq}{dt} = C\frac{du}{dt}$$

$$W = \int_0^t ui\,dt = \int_0^u Cu\,du = \frac{1}{2}Cu^2 \tag{3-1}$$

式（3-1）中，W是电容元件中储存的电场能量。由于功率$P = \dfrac{dW}{dt}$总是一个有限值的量，所以能量的变化总是需要时间的，即储能元件能量的积累和释放都需要一定的时间来完成，因此电容器二端电压不能跃变。

分析电路从一个稳态变到另一个稳态的过程称为瞬态分析或暂态分析。需要说明的是，无论是直流还是交流电路都存在瞬态过程。

1. *RC*充电电路 图3-1（a）是*RC*充电电路（开关 K 置"1"）。当开关 K 未接通"1"之前，电容器 C 不带电，两极之间的电压 u_c 为零。当开关 K 接通"1"时，电源 E 通过电阻 R 向

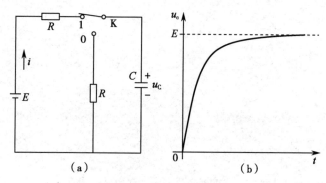

图3-1 *RC*充电电路
（a）电路原理；（b）电压变化曲线。

电容器 C 充电,电容器两端的电压 u_c 随时间而变化。

按照基尔霍夫定律,可得回路方程

$$E = iR + u_c \tag{3-2}$$

将公式 $i = \dfrac{dq}{dt} = C\dfrac{du_c}{dt}$ 代入式(3-2)可得

$$E = RC\frac{du_c}{dt} + u_c \tag{3-3}$$

电路初始条件 $t = 0$ 时,$u_c = 0$,解微分方程可得

$$u_c = E\left(1 - e^{-\frac{t}{RC}}\right) \tag{3-4}$$

从式(3-4)可知,在电容器的充电过程中,电容器两极板之间的充电电压 u_c 随时间按指数规律增加,如图 3-1(b)所示。

2. RC 放电电路 图 3-2(a)是 RC 放电电路(开关 K 置"0")。当开关 K 未接通"0"之前,电源 E 通过电阻 R_1 连接电容器 C,由于时间足够长,电路进入稳定状态,这时电容器 C 两端电压为电源电压 $u_c = E$。当开关 K 接通"0"时,电容器两端的电压 u_c 随时间而变化。

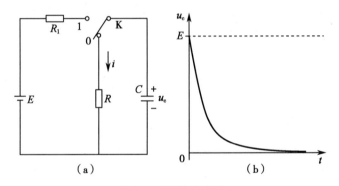

图 3-2　RC 放电电路
(a)电路原理;(b)电压变化曲线。

按照基尔霍夫定律,可得回路方程

$$iR - u_c = 0 \tag{3-5}$$

将 $i = -C\dfrac{du_c}{dt}$ 代入可得

$$RC\frac{du_c}{dt} + u_c = 0 \tag{3-6}$$

电路初始条件 $t = 0$ 时,$u_c = E$,解微分方程式可得

$$u_c = E e^{-\frac{t}{RC}} \tag{3-7}$$

从式(3-7)可知,在电容器的放电过程中,电容器两极板之间的电压 u_c 也随时间按指数规律衰减,如图 3-2(b)所示。

3. 时间常数 从式(3-4)、式(3-7)可以得出,当电源电压 E 为常数时,电容两端电压 u_c 变化的快慢由 RC 决定,我们把 $\tau = RC$ 称为时间常数,其单位为时间量纲。进一步分析还可

以得出，当充电（或放电）时间 $t=5RC=5\tau$ 时，电压 u_c 已经达到稳态值的 99.3%（或 0.7%），所以通常认为电路充电（或放电）达 5 倍时间常数后进入稳定状态。RC 充放电电路在波形变换、信号耦合、限时、延时等电路中被广泛采用。在电源电压、电容两端电压确定的情况下，通过调整电阻 R、电容 C 的数值，我们可以精准确控制充、放电的时间。这在医学影像设备中有着广泛的应用，如 X 射线设备的曝光限时电路、旋转阳极延时电路中都采用 RC 充放电来控制曝光时长、延时时长。

在图 3-3（a）中，电源采用信号发生器，其输出低频方波信号。在方波信号正半周期时，方波通过电阻 R 对电容 C 充电；在方波信号为负半周期时，电容器 C 通过电阻 R 开始放电。如此循环往复充电与放电，利用示波器可在电容 C 两端观察到稳定的充放电波形，如图 3-3（b）所示。

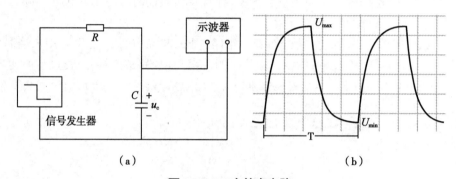

图 3-3 RC 充放电电路

（a）实验电路；（b）实验观察波形。

【实验步骤】

1. 直接将信号发生器输出端与示波器输入端连接，调节信号发生器为 $f=5\text{Hz}$、$U_{pp}=4\text{V}$ 的方波信号，记录波形。此步骤的目的是检测示波器与信号发生器是否能正常工作，确保下一步实验能正常进行。

2. 按图 3-3（a）连接电路，电阻取 $10\text{k}\Omega$，电容为 $10\mu\text{F}$。信号发生器输出 $f=5\text{Hz}$、$U_{pp}=4\text{V}$ 方波信号，电容 C 两端接示波器。

3. 打开信号发生器与示波器电源，调至示波器正常显示，记录完整波形。分别测量对应 $t=T/4$、$t=T/2$（T 为方波周期）时间点的充电与放电电压值，填入表 3-1 中。

4. 调整方波频率为 2Hz，重复"3"步骤。

5. 调整方波频率为 1Hz，重复"3"步骤。

6. 电阻 R 改为 $1\text{k}\Omega$，重新连接电路。重复步骤"3""4""5"。

7. 分析"3"～"5"步骤测量的波形与数据，与理论计算数据比较，得出哪种情况下能实现完全充放电？

8. 当 $R=1\text{k}\Omega$ 时，分析"6"步骤测量的波形与数据，与理论计算数据比较，得出哪种情况下能实现完全充放电？

【注意事项】

1. 信号发生器、示波器的信号线与屏蔽线要对应连接，不能接错。

2. 实验中采用的是电解电容器，电解电容器有正负极性，不能接错。

表 3-1 实验测量数据表

电路参数	方波信号	波形	充电测量数据		放电测量数据	
			$t = T/4$	$t = T/2$	$t = T/4$	$t = T/2$
$R = 10\text{k}\Omega$, $C = 10\mu\text{F}$	$U_{pp} = 4\text{V}$, $f = 5\text{Hz}$					
$R = 10\text{k}\Omega$, $C = 10\mu\text{F}$	$U_{pp} = 4\text{V}$, $f = 2\text{Hz}$					
$R = 10\text{k}\Omega$, $C = 10\mu\text{F}$	$U_{pp} = 4\text{V}$, $f = 1\text{Hz}$					
$R = 1\text{k}\Omega$, $C = 10\mu\text{F}$	$U_{pp} = 4\text{V}$, $f = 5\text{Hz}$					
$R = 1\text{k}\Omega$, $C = 10\mu\text{F}$	$U_{pp} = 4\text{V}$, $f = 2\text{Hz}$					
$R = 1\text{k}\Omega$, $C = 10\mu\text{F}$	$U_{pp} = 4\text{V}$, $f = 1\text{Hz}$					

3．示波器测量波形时，要尽可能在屏幕有效视野内使被测波形大些，以保证测量数据更准确。

4．信号发生器要选择方波信号输出，且需注意信号幅度、频率与输出通道选择。

5．实验不需要外接电源，信号发生器充当电源。

【思考题】

1．当电路参数取 $R = 10\text{k}\Omega$，$C = 10\mu\text{F}$ 时，实验电路的方波信号源取 $f = 50\text{Hz}$，能不能观察到 *RC* 电路进入稳定状态？

2．通过分析实验数据，你认为在哪种实验条件下，可以完整观察到充放电电路进入稳定状态？

3．通过实测数据与理论计算数据对比分析，在不能实现 *RC* 完全充放时，充放电起始点电压并不是 $+4\text{V}$ 或 -4V，实验中你观察到了吗？

4．若用正弦波信号源，实验能不能观察到充放电过程，请讨论并用实验证实。

（李正美）

实验四 *RLC*串联谐振电路

【实验目的】

1. 掌握串联谐振电路的结构与特点以及通过实验使电路产生谐振的方法。

2. 熟悉电路品质因数（电路 Q 值）的物理意义及其测定方法。

3. 了解电源频率变化对电路响应的影响，学习用实验方法绘制 *RLC* 串联电路的幅频特性曲线。

【实验器材】

信号发生器、交流毫伏表、频率计各 1 台；示波器 2 台；可调电阻、电感、电容各 1 只。

该实验也可采用仿真软件进行，在软件中找到相应的虚拟仪器及器件。

【实验原理】

谐振现象是正弦稳态电路的一种特定的工作状态。通常，谐振电路由电容、电感和电阻组成，按照其元件的连接形式可分为串联谐振电路、并联谐振电路和耦合谐振电路等。由于谐振电路具有良好的选择性，在通信与电子技术中得到了广泛的应用。比如，串联谐振时电感电压或电容电压大于激励电压的现象，在无线电通信技术领域获得了有效的应用。再比如，当无线电广播或电视接收机调谐在某个频率或频带上时，就可使该频率或频带内的信号特别增强，而把其他频率或频带内的信号滤去，这种性能即称为谐振电路的选择性。所以研究串联谐振有重要的意义。

1. *RLC* 串联谐振电路 R、L、C 串联电路如图 4-1 所示，改变电路参数 L、C 或电源频率时，都可能使电路发生谐振。该电路的阻抗是电源角频率 ω 的函数：$Z = R + \mathrm{j}(\omega L - 1/\omega C)$

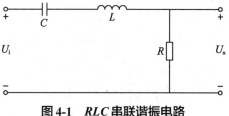

图 4-1 *RLC* 串联谐振电路

当 $\omega L - 1/\omega C = 0$ 时，电路中的电流与激励电压同相，电路处于谐振状态。谐振角频率 $\omega_0 = 1/LC$，谐振频率 $f_0 = \dfrac{1}{2\pi\sqrt{LC}}$。

谐振频率仅与 L、C 的数值有关，而与电阻 R 和激励电源的角频率 ω 无关，当 $\omega < \omega_0$ 时，电路呈容性，阻抗角 $\varphi < 0$；当 $\omega > \omega_0$ 时，电路呈感性，阻抗角 $\varphi > 0$。

在 $f = f_0 = \dfrac{1}{2\pi\sqrt{LC}}$ 处，电路处于谐振状态，其特性为：

（1）回路阻抗 $Z_0 = R$，$|Z_0|$ 为最小值，整个回路相当于一个纯电阻电路。

（2）回路电流 I_0 的数值最大，$I_0 = U_S/R$。

（3）电阻上的电压 U_R 的数值最大，$U_R = U_S$。

（4）电感上的电压 U_L 与电容上的电压 U_C 数值相等，相位相差 $180°$，此时 $U_i = U_R = U_o$。

（5）谐振时，电感电压 U_L 或电容电压 U_C 与电源电压 U 的比值称为电路的品质因数，用 Q 表示，即

$$Q = \frac{U_L}{U} = \frac{U_C}{U} = \frac{X_L}{R} = \frac{X_C}{R} = \frac{\omega_0 L}{R} = \frac{1}{\omega_0 CR}$$

2. *RLC* 串联谐振电路的幅频特性 对于电阻元件，根据 $\frac{\dot{U}_R}{\dot{I}_R} = R\angle 0°$，其中 $\frac{U_R}{I_R} = R$，电阻 R 与频率无关；对于电感元件，根据 $\frac{\dot{U}_L}{\dot{I}_L} = jX_L$，其中 $\frac{U_L}{I_L} = X_L = 2\pi fL$，感抗 X_L 与频率成正比；对于电容元件，根据 $\frac{\dot{U}_C}{\dot{I}_C} = -jX_C$，其中 $\frac{U_C}{I_C} = X_C = \frac{1}{2\pi fC}$，容抗 X_C 与频率成反比。所以当正弦交流信号源的频率 f 改变时，电路中的感抗、容抗随之而变。电路中的电流可以表示为：$I = \dfrac{U}{\sqrt{R^2 + \left(\omega L - \dfrac{1}{\omega C}\right)^2}}$

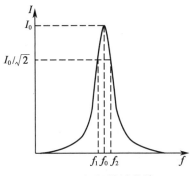

电流也随 f 而变。取电阻 R 上的电压 U_o 作为响应，当输入电压 U_i 的幅值维持不变时，在不同频率的信号激励下，测出 U_o 之值，然后以 f 为横坐标，以 U_o/U_i 为纵坐标（因 U_i 不变，故也可直接以 U_o 为纵坐标），绘出光滑的曲线，此即为幅频特性曲线，亦称谐振曲线，如图 4-2 所示。在图中，当 f 达到谐振频率 f_0 时，电流达到最大值 I_0，而通常把 $0.707I_0$ 所对应的两个频率 f_1 和 f_2 之间的宽度称为通频带，也称带宽 BW。

图 4-2 幅频特性曲线

在电路的 L、C 和信号源 U_i 不变的情况下，不同的 R 值将得到不同的 Q 值。工程上常用通频带 BW 来比较和评价电路的选择性。通频带 BW 与品质因数 Q 值成反比，Q 值越大，BW 越窄，谐振曲线越尖锐，电路选择性越好。

3. 电路品质因数 Q 值的两种测量方法

（1）根据公式 $Q = \dfrac{U_L}{U_o} = \dfrac{U_C}{U_o}$ 测定，U_C 与 U_L 分别为谐振时电容器 C 和电感线圈 L 上的电压。

（2）通过测量谐振曲线的通频带宽度 $\Delta f = f_2 - f_1$，再根据 $f = \dfrac{f_0}{f_2 - f_1}$ 求出 Q 值。在恒压源供电时，电路的品质因数、选择性与通频带只决定于电路本身的参数，而与信号源无关。

在电力工程中，一般应避免发生谐振，如由于过电压，可能击穿电容器和电感线圈的绝缘。在电信工程中则相反，常利用串联谐振来获得较高的信号，如收音机收听某个电台。

4. 实验室测量谐振点的方法 实验室中容易实现的谐振方法是通过保持交流电源电压值不变，只改变它的频率，用高频电压表监测串联电路中电阻两端的电压达到最大值（即电路中电流达到最大值）的方法来确定谐振点，此时的频率即为串联谐振频率 f_0。

【实验步骤】

1．按图 4-3 所示连接电路　选取合适的 L_1、C_1、R_1，可参考取电阻 $R_1 = 200\Omega$，电感 $L_1 = 50\text{mH}$，电容 $C_1 = 5\mu\text{F}$，用交流毫伏表测电压，用示波器观察信号源输出，并令信号源输出幅度保持不变。另外接一个示波器，同时观察电容和电感两个元件上电压的波形。

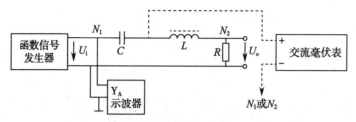

图 4-3　RLC 串联谐振电路的测试电路

2．调试谐振点　将交流毫伏表接在 R 两端，令信号源的频率由小逐渐变大（注意要维持信号源的输出幅度不变），当 U_o 的读数为最大时，读得频率计上的频率值即为电路的谐振频率 f_0，此时从第二个示波器上观测电容和电感电压的波形，判断二者之间有什么联系。

3．幅频特性曲线的测量　在谐振点两侧，先测出下限频率 f_L 和上限频率 f_H，按照一定的频率步长递增或递减，依次各取 6 个测量点，逐点测出 I、U_o、U_L、U_C 之值，设计表格，记录数据，根据数据绘制曲线。

4．电路品质因素 Q 的测量　测量电路发生谐振时的输出电压 U_o 和 U_L（或 U_C），根据公式 $Q = \dfrac{U_L}{U_o} = \dfrac{U_C}{U_o}$ 计算得到。

5．将电阻改为 $R_2 = 400\Omega$，重复步骤"2""3""4"的测量过程。

【注意事项】

1．本实验频率范围较宽，测交流电压有效值时，必须用交流毫伏表测试。

2．测试频率点的选择应在靠近谐振频率附近多取几点。

3．注意测元件两端电压时，测量表计的黑表棒（或黑色夹子）应分别与信号发生器的输出共地。

4．由于信号发生器的内阻的影响，注意在调节其频率时，应随时调节其输出电压大小（用示波器监视输出幅度），使得实验电路的输入电压保持不变。

【思考题】

1．改变电路的哪些参数可以使电路发生谐振？电阻 R 的数值是否影响谐振频率？

2．电阻 R 大小对串联谐振电路哪个相关参数有影响？对幅频特性是否影响？

3．电路发生串联谐振时，为什么输入电压有效值 U_S 不能太大？如果调节信号发生器幅值，使得电阻上的有效值 $U_R = 4\text{V}$，电路谐振时，用交流毫伏表测 U_C，应该选择用多大的量限？

4．如何判别电路是否发生谐振？测试谐振点的方案有哪些？

（毕　昕）

实验五 交流电路

【实验目的】

1．掌握三相交流电路中负载的星形连接和三角形连接方法。

2．熟悉在星型连接和三角形连接时，对称和不对称负载的相电压、线电压以及相电流、线电流的关系。

3．加深理解三相四线制中线的作用。

4．学习仿真软件的使用。

【实验器材】

本实验用仿真软件进行。

所需元器件：三相交流电源 1 个；熔丝、开关、灯泡各 3 只；电容 1 只；交流电压表、交流电流表若干。

【实验原理】

三相交流电路是由三相电源和三相负载组成的特殊的正弦电路。三相交流电与单相交流电相比，具有效率高、输送经济等优点，是电能的生产、输送、分配和使用的主要形式，在生产生活中有广泛的应用，在医疗设备中的应用也十分普遍。

在任何电路中，为保证负载（用电设备、电子元件、电工器件等）的正常工作，负载所实际承受的电压必须等于其额定工作电压。在这一原则的指导下，在三相供电体系中，负载可以根据上述原则，连接成星形或三角形，以保证负载的正常工作。根据需要，星形连接可采用三相三线制或三相四线制，而三角形连接时只能采用三相三线制供电。

1．负载的星形连接　在图 5-1 所示连接中，负载的中线点和电源的中线点相连，这两点的连线称为中线。此连接方式为三相四线制。若负载对称时，中线电流等于零，即负载端电压对称，中线电流 $I_{NN'} = 0$，此时，中间的连线可以省去，工作情况即为三相三线制。若负载不对称，此时中线电流 $I_{NN'} \neq 0$，其具体数值可以计算或者用实验方法测定。在实际应用中，要保证负载承受的电压等于其额定工作电压，在三相四线制供电电路中的中线不允许装保险丝或开关。

在负载星形连接的电路中，线电压、相电压、线电流及相电流之间满足如下关系：

$$\dot{I}_p = \dot{I}_1$$

$$\dot{U}_{AB} = \sqrt{3}\dot{U}_{AN'}\angle 30°$$

$$\dot{U}_{BC} = \sqrt{3}\dot{U}_{BN'}\angle 30°$$

$$\dot{U}_{CA} = \sqrt{3}\dot{U}_{CN'}\angle 30°$$

$$\dot{I}_N = \dot{I}_A + \dot{I}_B + \dot{I}_C$$

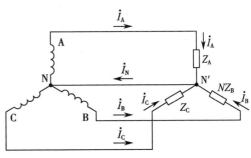

图 5-1　负载星形连接的三相电路

2．负载的三角形连接　如图 5-2 所示，把三相负载分别连接在三相电源每两根相线之间，这种接法称为三相负载的三角形连接。三角形连接的电路中，线电压、相电压、线电流及相电流之间满足如下关系：

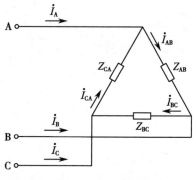

$$\dot{U}_{\mathrm{p}} = \dot{U}_{\mathrm{l}}$$
$$\dot{I}_{\mathrm{A}} = \sqrt{3}\dot{I}_{\mathrm{AB}}\angle-30°$$
$$\dot{I}_{\mathrm{B}} = \sqrt{3}\dot{I}_{\mathrm{BC}}\angle-30°$$
$$\dot{I}_{\mathrm{C}} = \sqrt{3}\dot{I}_{\mathrm{AB}}\angle-30°$$

图 5-2　负载三角形连接

【实验步骤】

1．按图 5-3 所示连接电路。三相交流电源选取 220V、50Hz，模拟真实的电网电压，三个灯泡选择相同的型号，相当于三个对称的电阻。

2．运行仿真电路，读取各个电压表和电流表的数值，将数据进行对比整理，判断线电压、相电压、线电流及相电流之间的关系。

3．将开关 Y 开到另外一边，使电容 C_1 工作，此时，三个负载不对称，再一次读取各个电压表和电流表的数值，将数据进行整理对比，判断线电压、相电压、线电流及相电流之间的关系。

4．按图 5-4 连接电路，三个灯泡选择相同的参数，此为三角形连接电路。

5．读取各电压表和电流表的数值，将数据进行整理对比，判断线电压、相电压、线电流及相电流之间的关系。

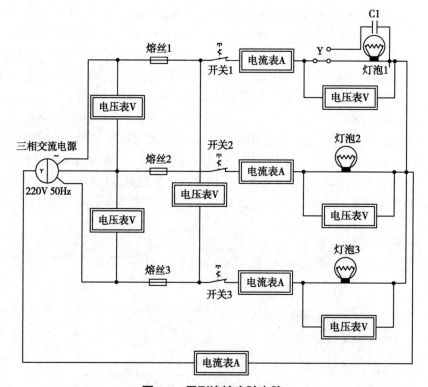

图 5-3　星形连接实验电路

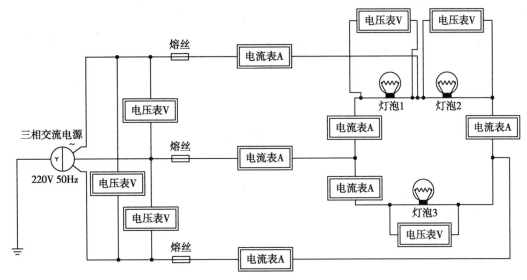

图 5-4　三角形连接实验电路

【注意事项】

1. 实验中，要注意灯泡功率的选择，避免灯泡烧坏。

2. 由于实验采用仿真方式，故也可尽可能调节相关参数，观察实验现象。

3. 电压表和电流表使用时，要注意调到交流挡。

【思考题】

1. 在实验中，星形连接不对称负载情况下，根据电流表的读数分析一下中线在此实验中的作用，对中线应有什么具体要求？

2. 请比较符合三角形对称方式下的线电流和相电流的关系。

（毕　昕）

实验六　低压控制电器电路

【实验目的】
1. 掌握常用低压电工器件——按钮开关、接触器的使用与测试。
2. 熟悉交流接触器结构及工作原理。
3. 学会三相异步电动机的接线方法。

【实验器材】
交流接触器、灯泡各 1 只；小型三相异步电动机 1 台；按钮开关 3 只；导线若干。

【实验原理】
低压控制电器在医学影像设备中有较广泛的应用。如对 X 线透视系统的诊视床控制，需要使用按钮开关、行程开关、接触器、电动机等低压电器来控制诊视床的升降、旋转以及点片架的运动，以满足透视诊断的需要。

1. 按钮开关　按钮开关（push button switch）是一种按下即动作，释放即复位的短时接通的小电流开关（switch）。一般由按钮帽、复位弹簧、桥式动触点、静触点和外壳等组成，如图 6-1 所示。

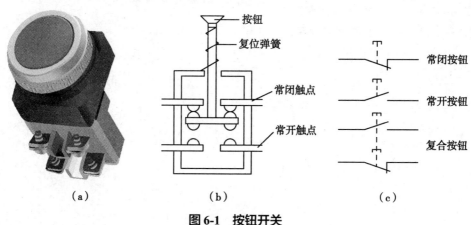

图 6-1　按钮开关
(a)外形；(b)结构；(c)符号。

按钮开关适用于交流 500V、直流 440V，电流 5A 以下的电路中。一般情况它不直接操纵主电路的通断，而是在控制电路中发出指令，通过接触器、继电器等电器去控制主电路。

2. 接触器　接触器（contactor）是一种依靠电磁力的作用使触点闭合或分离，从而接通或分断交、直流主电路的控制电器。接触器能实现远距离自动控制和频繁操作，具有欠压保护、零压保护、工作可靠以及寿命长等优点，是自动控制系统和电力拖动系统中应用广泛的低压控制电器。接触器按通过电流的种类不同,可分为交流接触器和直流接触器两大类。本实验使用交流接触器,如图6-2所示。

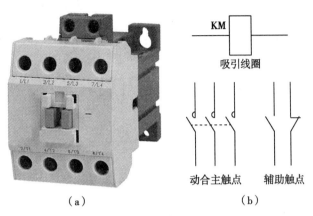

图6-2　交流接触器
(a)外形;(b)符号。

当线圈通电后,在铁心中形成强磁场,动铁心在电磁力的作用下吸向静铁心。动铁心吸合时,带动动触点与静触点接触,从而使被控电路接通。当线圈断电后,动铁心在复位弹簧的作用力下迅速离开静铁心,从而使动、静触点断开。根据用途不同,交流接触器一般有三对主触点和若干个辅助触点组成。主触点一般比较大,接触电阻较小,用于接通或分断较大的电流,常接在主电路中;辅助触点一般比较小,接触电阻较大,用于接通或分断较小的电流,常接在控制电路(或称辅助电路)中。容量在20A以上的接触器都有灭弧装置,以熄灭由于主触点断开而产生的电弧,防止烧坏触点。

3. 三相异步电动机　三相异步电动机结构由转子(rotor)、定子(stator)两大部分组成。在定子绕组中通过三相交流电源将产生旋转磁场,从而使旋转磁场中的转子转动。每台电动机的机壳上都有一块铭牌,上面注明该电动机的规格、性能及使用条件,它是我们使用电动机的依据。三相异步电动机定子绕组共有6个出线端,分别是U_1、V_1、W_1、U_2、V_2、W_2。其中U_1、U_2是第一相绕组的首尾端;V_1、V_2是第二相绕组的首尾端;W_1、W_2是第三相绕组的首尾端。它们在接线盒中的排列顺序如图6-3所示。电动机的定子绕组有三角形、星形两种联接方式,采用哪种联接方法取决于电动机的铭牌规定。将三相绕组的尾端U_2、V_2、W_2接在一起,首端U_1、V_1、W_1分别接三相交流电源A相、B相、C相,称为星形联接;将W_2U_1联接,U_2V_1联接,V_2W_1联接,再分别接三相交流电源,就是三角形联接。若要改变电动机的转向,只需将通入三相绕组中的电源相序改变,即将三相电源的任意两相交换,电动机就改变转向。

【实验步骤】

1. 离线测试　使用万用表的电阻挡来判断按钮开关或接触器的状态。

(1)按钮开关离线测试:在没有按下按钮时,分别测量按钮开关动断触点、动合触点。正常情况下动断触点间的电阻应该为零,动合触点间的电阻应该为无穷大;当按下按钮时,动断触点间的电阻为无穷大,动合触点间的电阻为零。

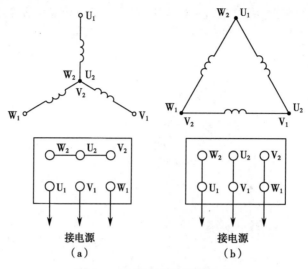

图6-3 异步电动机接线方式

(a)星形联接；(b)三角形联接。

（2）接触器离线测试：首选应测试接触器吸引线圈，正常情况下接触器的线圈电阻很小，若电阻为零或无穷大则说明接触器线圈短路或断路。其次测试接触器常开触点与常闭触点，其测试方法与按钮开关测试方法相同。

2．在线测试 由电源、按钮、接触器及负载等组成实际实验电路，用万用电表的交流电压挡来测试或通过灯泡的亮暗来判断器件是否正常。

（1）瞬时控制实验电路：按图 6-4 所示连接电路。正常情况下，按下按钮开关 AN1 时，接触器线圈得电，常开触点 J(3,4)接通灯泡电路，灯泡亮；松开按钮开关，触点 J(3,4)复位，灯泡熄灭。若电路不能正常工作，请检查排除电路故障。

（2）自锁控制实验电路：图 6-5 是在图 6-4 按钮开关 AN1 两端并联一对接触器的辅助常开触点形成的电路。当按下 AN1，接触器线圈得电，所有常开触点闭合，触点 J(3,4)接通灯泡电路，灯泡亮；另外，由于触点 J(1,2)闭合，即时松开 AN1，接触器线圈仍然得电，电路仍然工作，此种电路称为自锁电路，用途广泛。图 6-5 电路的缺点是电路工作后将无法关闭，只能通过关闭电源来实现。

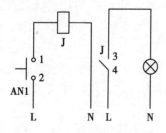

图6-4 瞬时控制实验电路

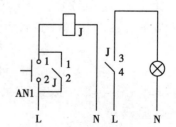

图6-5 自锁控制实验电路

（3）具有停止功能的实验电路：在图 6-5 的基础上，在电路中再串接一个常闭按钮开关，组成了具有停止功能的自锁控制实验电路，如图 6-6。按下 AN1，灯泡发亮；按下 AN2，接触器线圈失电，所有触点复位，灯泡熄灭。

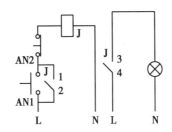

图 6-6　具有停止功能的实验电路

（4）三相异步电动机运转测试：以三相异步电动机代替图 6-6 中的灯泡，利用接触器的三对常开主触点将电动机的三个定子绕组按图 6-3（a）连接三相电源，形成星形联接，如图 6-7 所示。

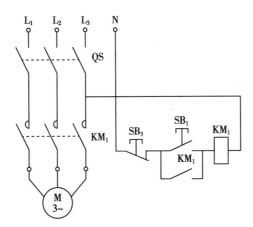

图 6-7　三相异步电动机星形联接

按下起动按钮 SB_1，接触器吸引线圈得电，辅助触点闭合实现自锁，三对主触点闭合使三相定子绕组接通三相交流电源，从而电动机正常运转。按下停止按钮 SB_3，接触器吸引线圈失电，自锁解除，三对主触点断开电源，电动机停转。通过实际连接电路并测试，画出电动机运转、停止流程图。

若要改变电动机的转向，只要改变三相定子绕组与三相电源的相序即可，请通过实验验证。

【注意事项】

1. 实验电路直接采用三相交流 380V 电源，若实验室中的交流电不是隔离电源，请务必做好用电安全防护。

2. 实验中采用的交流接触器的额定工作电压为 220V，请务必注意电源电压是否满足要求。

【思考题】

1. 怎样离线、在线判断按钮开关、接触器常开与常闭触点是否正常？

2. 图 6-7 中与按钮开关 SB_1 并联的接触器辅助常开触点起何作用？用流程图分析电动机控制过程。

3. 具有正反转控制的三相异步电动机星形联接如图 6-8 所示,请连接实验电路,实现电动机正反向运转,并画出正反向运转、停止流程图。

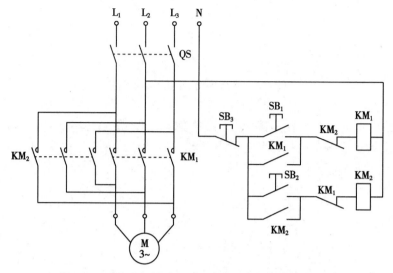

图 6-8　具有正反转控制的三相异步电动机星形联接

（陈建方）

第二部分 模 拟 电 路

实验七　二极管、三极管特性测定

【实验目的】

1. 掌握二极管、三极管伏安特性。

2. 熟悉二极管、三极管伏安特性的测量方法。

【实验器材】

直流稳压电源、可调直流电源各 1 台；直流电压表 2 台，直流毫安表、直流微安表各 1 台，万用电表 1 块；二极管、三极管各 1 只；电位器 1 只，电阻若干。

【实验原理】

二极管和三极管是电子电路中的基本元件，为了提高电路分析能力，有必要对二极管、三极管的伏安特性进行深入理解。

1. 二极管　二极管具有单向导电性，它是将 PN 结封装起来，在两端引出电极构成的，P 区对应阳极，N 区对应阴极，如图 7-1 所示。

在二极管两端加大小、方向逐渐变化的电压，测出对应的电流，将测量点连接起来即可得二极管的伏安特性曲线，如图 7-2 所示。

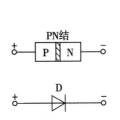

图 7-1　二极管的结构与电路符号

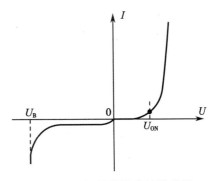

图 7-2　二极管的伏安特性曲线

（1）正向特性：二极管正向偏置时，就会产生正向电流。当外加正向电压较小时，外电场不足以抵消内电场的作用，通过二极管的正向电流很小近似为零，通常称这一段为死区电压，室温下硅管约为 0.5V，锗管约为 0.1V。

当正向电压大于死区电压后，因内电场被大大削弱，多子扩散增强使正向电流随电压迅速增长，二极管呈低电阻性而导通，硅管正向压降约为 0.7V，锗管约为 0.2V。

（2）反向特性：二极管反向偏置时，形成很小的反向电流。当外加反向电压未达到反向击穿电压时，反向电流很小且基本保持不变，称为反向饱和电流。在室温下，硅管 I_R 约为 0.1μA，锗二极管 I_R 小于 1mA，反向电流基本不随外界电压变化，曲线呈水平状。

（3）反向击穿特性：当反向电压超过 U_B 后，反向电流急剧上升，这种现象称为反向击穿。击穿电压一般在几十伏以上，高者可达几千伏。

2. 三极管 三极管在特定的电路条件下具有电流放大作用和开关作用，它是组成各种电子线路中的最重要的器件之一。

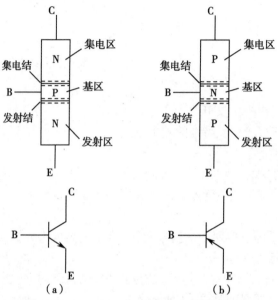

图 7-3 三极管的结构示意图和电路符号
（a）NPN 型；（b）PNP 型。

三极管内部是三区、两结的结构，分别为集电区、基区、发射区，对应引出电极为：集电极、基极、发射极，两个 PN 结：集电结、发射结，如图 7-3 所示。为了使三极管具有电流放大作用，则要满足发射结正向偏置、集电结反向偏置。对于 NPN 型三极管，要求三个电极电势关系为：$U_C>U_B>U_E$；对于 PNP 型三极管，要求 $U_C<U_B<U_E$。三极管的电流放大作用为：$I_C=\beta I_B$。

三极管的特性曲线是表示三极管各电极间电压与电流之间关系的曲线，根据电路的不同接法，有共发射极、共集电极、共基极三种连接方式，其中最常用的是共发射极连接方式。图 7-4 为共射极测试电路连接方式，可测量、描绘出三极管特性曲线。

（1）输入特性曲线：输入特性曲线是指三极管集电极与发射极之间的电压 U_{CE} 一定时，信号输入回路中基极电流 I_B 与基 - 射极电压 U_{BE} 之间的关系曲线，如图 7-5 所示，数学表达式为：

$$I_B = f(U_{BE})|_{U_{CE}=常数}$$

（2）输出特性曲线：输出特性曲线是指当基极电流 I_B 一定时，输出回路中的集电极电流 I_C 与集 - 射

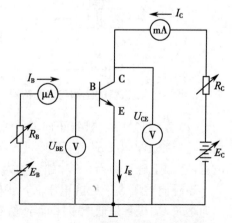

图 7-4 三极管特性曲线测试电路

极电压 U_{CE} 之间的关系曲线，如图7-6所示，数学表达式为：

$$I_C = f(U_{CE})|_{I_B=常数}$$

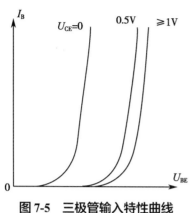

图7-5　三极管输入特性曲线

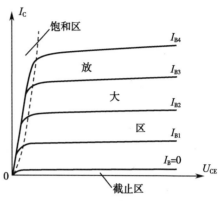

图7-6　三极管输出特性曲线

三极管的输出特性曲线可分为三个区。

1）放大区：放大区的输出特性曲线比较平坦，亦称线性区。放大区的特点为发射结正向偏置，集电结反向偏置，三极管导通，满足 $I_C = \bar{\beta} I_B$。

2）截止区：$I_B=0$ 这一条输出特性曲线以下的区域称为截止区。截止区的特点为发射结和集电结均为反向偏置，三极管基本不导通，无放大作用。集-射之间相当于一只断开的开关。

3）饱和区：特性曲线左侧的区域。饱和区的特点为发射结和集电结均为正向偏置，三极管导通，但无放大作用。U_{CE} 很小，集-射之间相当于一只接通的开关。

【实验步骤】

1. 二极管伏安特性测定　按图7-7所示连接实验电路。电路元件参考参数：$U_{CC}=+5V$，$R_1=51\Omega$，$W=1k\Omega$，$R_2=100\Omega$。二极管 D 的型号为 1N4007。

（1）正向特性测定：按照图7-8连接实验电路。按图接入直流电流表（毫安表），直流电压表，注意正确使用表的极性和量程。

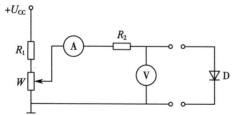

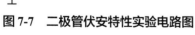

图7-7　二极管伏安特性实验电路图

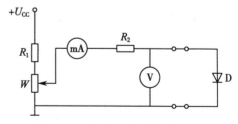

图7-8　二极管正向特性测试电路

电位器 W 旋至右端，检查接线无误后接通实验电源。慢慢左旋电位器 W，使流过二极管的正向电流按表7-1的要求变化，并记录相应的电压值。

表7-1　二极管正向特性

I_D/mA	0	0.5	1.0	2.0	5.0	10	20
U_D/V							

（2）反向特性测定：关掉电源，按照图 7-9 连接实验电路。将直流电流表的毫安表换成微安表。

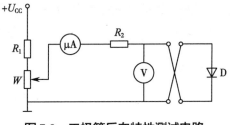

图 7-9　二极管反向特性测试电路

W 旋至右端，检查接线无误后接通实验电源。调节电位器 W，使二极管上的反向电压按表 7-2 的要求变化，并记录相应的反向电流值。

表 7-2　二极管反向特性

U_R/V	0.5	1	2	3	4	5
I_{DR}/μA						

2．三极管伏安特性测定　关掉电源，按照图 7-10 连接实验电路。电路元件参考参数：$U_{CC}=+5V$，$R_1=51\Omega$，$W=1k\Omega$，$R_2=100\Omega$，$R_3=470\Omega$，三极管 T 的型号为 3DG6 或 9011。

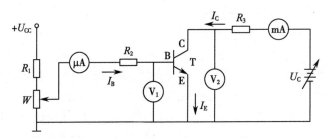

图 7-10　三极管伏安特性实验电路图

（1）输入伏安特性测定：检查接线无误后，打开电源。按表 7-3 的要求，调节 W 改变 I_B 并记录相应的 U_{BE} 值。

表 7-3　三极管输入特性

测试条件	I_B/μA	0	10	20	30	40	50	60	80
$U_{CE}=2V$	U_{BE}/V								
$U_{CE}=3V$	U_{BE}/V								

（2）输出伏安特性测定：按表 7-4 的要求，调节 W 改变 I_B，由小到大调节可变直流电源 E_C 改变 U_{CE}，记录相应的 I_C 值。

表 7-4　三极管输出特性

测试条件	U_{CE}/V	1.5	2	3	4	5	6
$I_B=0\mu A$	I_{C1}/mA						
$I_B=20\mu A$	I_{C2}/mA						
$I_B=40\mu A$	I_{C3}/mA						

3．数据处理　建立坐标系，按实验数据，描绘出二极管、三极管伏安特性。

【注意事项】

正确使用测量仪表,注意其极性和量程。

【思考题】

1. 二极管反向特性测定结果如何？为什么？

2. 三极管的输入特性曲线中,两组测定结果之间有什么关系？如何解释？

3. 三极管的输出特性曲线中,三组测定结果之间有什么关系？如何解释？

（张　晶）

实验八　单管放大电路

【实验目的】

1．掌握单管放大电路静态工作点的调整和测量方法。

2．掌握单管放大电路动态性能指标——电压放大倍数 A_u、输入电阻 r_i、输出电阻 r_o 等的测试方法。

3．了解静态工作点对电压放大倍数及输出波形非线性失真的影响。

【实验器材】

示波器、交流毫伏表、信号发生器、万用电表、直流稳压电源各 1 台；实验电路板 1 块；三极管、电位器各 1 只；电解电容器 3 只；电阻、导线若干。

【实验原理】

生物医学信号如心电、脑电或磁共振信号等一般都很微弱，必须经过放大才能被测量、显示和记录。放大电路就是能将输入信号放大的装置。共发射极单管放大电路是电子线路中最基本的放大电路，是学习其他各种类型放大器的基础。

图 8-1 是共发射极分压式偏置放大电路的电路结构图。图中集电极电源 U_{CC} 的作用是提供电路能量；分压电阻 R_{B1} 和 R_{B2} 提供基极偏置；发射极电阻 R_E 可将输出回路中的电流变化反馈到输入回路中，实现稳定静态工作点的作用；发射极旁路电容 C_E 在直流工作状态不起作用，而对交流信号短路，避免了交流能量在发射极电阻 R_E 上的损耗。

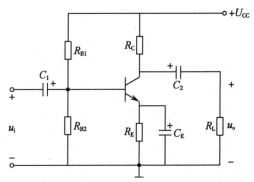

图 8-1　共发射极分压式偏置单管放大电路

当在放大电路的输入端加上输入信号 u_i 后，便可在输出端得到一个放大了的、与输入信号 u_i 相位相反的输出信号 u_o，从而实现电压放大。

放大电路的直流工作状态称为静态。所谓静态工作点，是指当外加交流输入信号为零（$u_i = 0$）时，在放大电路直流电源 U_{CC} 作用下，三极管的基射极电压 U_{BE}、基极电流 I_B、集电极电流 I_C 和集射极电压 U_{CE}。因为这些直流电流和电压分别是放大电路输入回路直流负载线与三极管的输入特性曲线、放大电路输出回路直流负载线与三极管的输出特性曲线的交点，所以称为静态工作点。

静态工作点可以通过直流通路法来计算确定。共发射极分压式偏置单管放大电路的直流通路如图 8-2 所示。

由图 8-2 可知，要保持基极直流电位 U_B 基本稳定，必须满足 $I_{B1} \gg I_B$，才有 $I_{B1} = I_{B2} +$

$I_B \approx I_{B2}$，此时三极管的基极直流电位 U_B 可由 R_{B1} 和 R_{B2} 的分压关系确定，静态工作点可以进行如下估算：

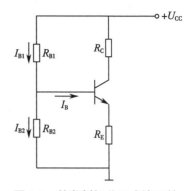

$$U_B \approx \frac{R_{B2}}{R_{B1} + R_{B2}} U_{CC}$$

$$\because \quad U_B = U_{BE} + U_E \approx U_E$$

$$\therefore \quad I_E = \frac{U_E}{R_E} \approx \frac{U_B}{R_E}$$

$$I_C \approx I_E$$

$$I_B = \frac{I_C}{\beta}$$

$$U_{CE} \approx U_{CC} - I_C(R_C + R_E)$$

图 8-2　共发射极分压式偏置单管放大电路的直流通路

可见，静态工作点的位置与 U_{CC}、R_{B1}、R_{B2}、R_C 和 R_E 都有关系。

放大电路有交流信号输入时，电路中既有直流成分又有交流成分，此时的工作状态称为动态。为分析交流信号的传输过程，需先画出交流成分的传导通路即交流通路。共发射极分压式偏置单管放大电路的交流通路如图 8-3 所示。

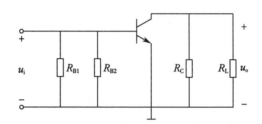

图 8-3　共发射极分压式偏置单管放大电路的交流通路

当在低频小信号情况下，非线性三极管可以等效为线性模型，由此可画出共发射极分压式偏置单管放大电路的微变等效电路，如图 8-4 所示。

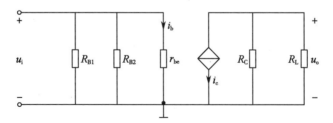

图 8-4　共发射极分压式偏置单管放大电路的微变等效电路

理论上，放大电路的电压放大倍数采用微变等效电路法计算，有

$$A_u = \frac{u_o}{u_i} = -\beta \frac{R_L'}{r_{be}}$$

其中 $r_{be} = 200 + (1 + \beta)\dfrac{26}{I_E}$，$R_L' = R_C /\!/ R_L$。

放大电路的输入电阻

$$r_i = \frac{u_i}{i_i} = R_{B1} // R_{B2} // r_{be}$$

放大电路的输出电阻

$$r_o = \frac{u_o}{i_o} = r_{ce} // R_C \approx R_C$$

在设计和制作三极管放大电路时，需要测量和调试技术。设计电路前，测量元器件参数，为电路设计提供必要依据；完成电路设计及组装后，测量并调试放大器的静态工作点及各项动态性能指标。

1. 静态工作点的调整与测量

（1）静态工作点的调整：改变电路参数 U_{CC}、R_{B1}、R_{B2}、R_C、R_E 都会引起静态工作点的变化。当电路参数 U_{CC}、R_{B2}、R_C 和 R_E 确定以后，放大电路的静态工作点的调整主要通过调节分压电阻 R_{B1} 来实现。若将 R_{B1} 调小，I_B 将增大，静态工作点增高；若将 R_{B1} 调大，I_B 将减小，静态工作点降低。

在调节 R_{B1} 时，要用直流电压表分别测量三极管各极的电位 U_B、U_E 和 U_C。如果 U_{BE} 为 0.7V 左右，U_{CE} 为正几伏，说明三极管工作在放大状态，但并不能说明放大电路的静态工作点设置在合适的位置，所以还要同时进行动态波形的观测。

如果放大电路的输出波形与输入波形有偏差，这种现象称为失真。放大电路输出波形是否产生失真，与静态工作点是否合适有很大关系。如图 8-5（a）所示，若静态工作点太高（I_B 过大），放大电路在加入交流信号 u_i 以后，易使交流输出信号 u_o 产生饱和失真，此时 u_o 的负半周将被削底；若工作点过低（I_B 过小），易使交流输出信号 u_o 产生截止失真，此时 u_o 的正半周被削顶，如图 8-5（b）所示。因此，静态工作点的选取将直接影响一个放大电路的质量。

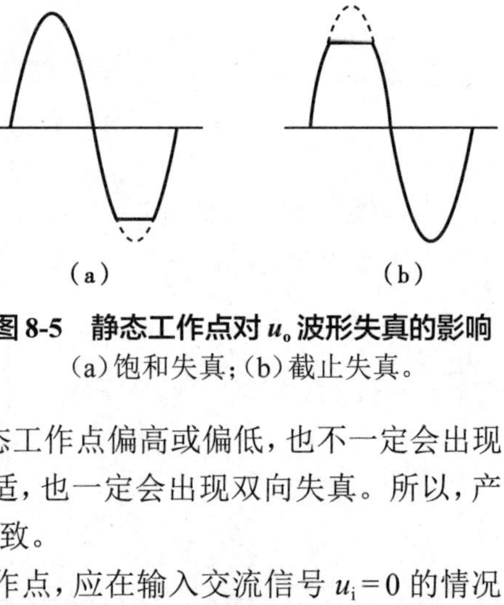

所以，在选定静态工作点以后，必须进行动态调试，即在放大电路的输入端加入一定的输入信号 u_i，检查输出电压 u_o 的波形是否失真，如有失真，则应调整静态工作点的位置。

图8-5 静态工作点对 u_o 波形失真的影响
（a）饱和失真；（b）截止失真。

需要说明的是，产生波形失真并非仅仅取决于静态工作点的高低，如当信号幅度很小时，即使静态工作点偏高或偏低，也不一定会出现失真；如当信号幅度很大时，即使静态工作点设置合适，也一定会出现双向失真。所以，产生波形失真是信号幅度与静态工作点设置配合不当所致。

（2）静态工作点的测量：测量放大电路的静态工作点，应在输入交流信号 $u_i = 0$ 的情况下进行，即将放大电路输入端与"地"端短接。然后，选用量程合适的直流电流表，分别测量三极管的基极电流 I_B、集电极电流 I_C；选用量程合适的直流电压表分别测量三极管各电极对地的电位 U_B、U_C、U_E，计算 U_{BE} 和 U_{CE}。

直接测量 I_B 和 I_C 时，需分别断开基极和集电极回路，比较麻烦。实验中，为了避免断开各电极，通常采用电压测量法来换算电流，例如，先测出发射极对地电压 U_E、集电极对地电压 U_C，再利用公式 $I_E = \frac{U_E}{R_E}$ 和 $I_C = \frac{U_{CC} - U_C}{R_C}$ 算出 I_E 和 I_C，最后再用公式 $I_B = I_E - I_C$ 算出 I_B。

为了减小误差,提高测量精度,应选用内阻较高的直流电压表。

测量静态工作点的具体方法是:将信号发生器产生的正弦波 u_S 接至放大电路输入端,使输出信号达到最大不失真状态。然后将信号发生器与放大电路断开,用直流电压表测量三极管各极对地的电压 U_B、U_E 及 U_C。此时,放大电路工作在最佳静态工作点。

2. 放大电路动态指标测试 放大电路动态指标包括电压放大倍数、输入电阻、输出电阻、最大不失真输出电压(动态范围)和通频带等。还要观察和分析静态工作点的改变对放大电路的电压放大倍数及非线性失真所产生的影响。

(1)电压放大倍数 A_u 的测量:电压放大倍数是指放大电路的输出电压与输入电压之比。实验中,调整放大电路到合适的静态工作点,然后接入输入电压 u_i,用示波器监视放大电路输出电压波形是否失真。在输出电压 u_o 波形不失真的情况下,用交流毫伏表分别测出输出电压、输入电压有效值 U_o 和 U_i,则电压放大倍数

$$A_u = \frac{U_o}{U_i}$$

也可以利用示波器显示的波形,测出输出电压峰值 U_{om} 和输入电压峰值 U_{im},则

$$A_u = \frac{U_{om}}{U_{im}}$$

(2)输入电阻的测量:放大电路的输入电阻是指从输入端看进去的等效电阻 $r_i = \dfrac{u_i}{i_i}$,即输入电压与输入电流之比。输入电阻 r_i 越大,放大电路从信号源获得的电流就越小,这样放大电路对信号源的影响也就越小,从信号源获取的电压就越大,所以一般希望放大电路的输入电阻越大越好。

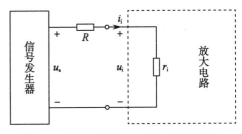

图 8-6 放大电路输入电阻的测量电路

为了测量放大电路的输入电阻,按图 8-6 在放大电路的输入端与信号源之间串入一个已知电阻 R,在放大电路正常工作的情况下,用交流毫伏表测出 U_s 和 U_i,则输入电阻为

$$r_i = \frac{U_i}{I_i} = \frac{U_i}{U_R}R = \frac{U_i}{U_s - U_i}R$$

测量时注意下列几点:

1)由于电阻 R 两端没有电路公共接地点,所以测量 R 两端电压 U_R 时必须分别测出 U_s 和 U_i,然后按 $U_R = U_s - U_i$ 求出 U_R 值。

2)电阻 R 的值不宜取得过大或过小,以免产生较大的测量误差,通常取 R 与 r_i 为同一数量级为好。

(3)输出电阻的测量:放大电路对负载所呈现的电阻称为放大电路的输出电阻。它是指当输入信号不变而负载电阻发生变化时输出电压的改变量与输出电流的改变量之比 $r_o = \dfrac{\Delta U_o}{\Delta I_o}$。当信号电压加在放大电路的输入端时,如果改变放大电路的负载电阻,则输出电压也要随之改变。这种情况就相当于从输出端看进去,放大电路好像是一个具有内阻 r_o 的

电压源,该内阻 r_o 就是放大电路的输出电阻。输出电阻 r_o 的大小表示电路带负载能力的大小。r_o 越小,在 r_o 上损失的压降就越小,放大器带负载的能力就越强,所以一般希望放大电路的输出电阻越小越好。

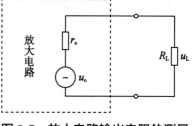

图 8-7　放大电路输出电阻的测量电路

为了测量放大电路的输出电阻,按图 8-7 电路,在放大电路正常工作的情况下,用交流毫伏表测出输出端不接负载时的输出电压 U_o 和接入负载时的输出电压 U_L,根据

$$U_L = \frac{R_L}{r_o + R_L} U_o$$

则输出电阻为

$$r_o = \left(\frac{U_o}{U_L} - 1 \right) R_L$$

(4)最大不失真输出电压 U_{opp}(最大动态范围)的测量:如上所述,为了得到最大动态范围,应将静态工作点调在交流负载线的中点。在放大电路正常工作的情况下,应逐步增大输入信号的幅度,并同时调节 R_{B1}(改变静态工作点),用示波器观察 u_o,当输出波形同时出现削底和削顶现象时,说明静态工作点已调在交流负载线的中点,如图 8-8。然后反复调整输入信号,使输出波形幅度最大且无明显失真,用交流毫伏表测出 U_o(有效值),则动态范围等于 $2\sqrt{2}\,U_o$,或用示波器直接读出输出电压峰 - 峰值,即为 U_{opp}。

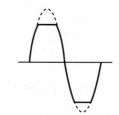

图 8-8　输入信号太大引起的失真

(5)放大电路幅频特性的测量:放大电路的幅频特性是指放大电路的电压放大倍数 A_u 与输入信号频率 f 之间的关系曲线。

通常规定,电压放大倍数随着频率的减小而下降到中频段电压放大倍数的 $1/\sqrt{2}$(即 0.707)倍时,所对应的频率为放大电路的下限频率 f_L;电压放大倍数随着频率的增大而下降到中频段电压放大倍数的 $1/\sqrt{2}$(即 0.707)倍时,所对应的频率为上限频率 f_H。则放大电路的通频带为

$$f_{BW} = f_H - f_L$$

可采用前述测量 A_u 的方法,每改变一个信号频率,测量其相应的电压放大倍数。测量时应注意取点要恰当,在中频段可以少测几点,在低频段(下限频率 f_L 附近)与高频段(上限频率 f_H 附近)应多测几点。此外,在改变频率时,要保持输入信号的幅度不变,且输出波形不得失真。

【实验步骤】

1. 连接实验电路　首先,用数字万用表的"h_{FE}"挡测量出三极管的 β 值,以便进行电压放大倍数理论计算值与实验测量值的比较。注意区分三极管的三个电极位置。

按图 8-9 所示连接实验电路。电路元件参考参数:$U_{CC} = +12V$,$R_{B1} = 20k\Omega$,$R_{B2} = 15k\Omega$,$R_P = 47k\Omega$,$R_C = 3k\Omega$,$R_E = 1.5k\Omega$,$R_L = 3k\Omega$,$R = 1k\Omega$,$C_1 = C_2 = 10\mu F$,$C_E = 47\mu F$,三极管 T 的型号为 9011。

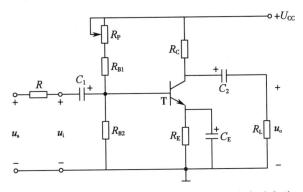

图8-9 共发射极分压式偏置单管放大电路实验电路

将信号发生器的输出端与放大电路的输入端相连,并将双踪示波器的通道 1 接放大电路的输入端、通道 2 接放大电路的输出端。将 R_P 调到电阻最大位置,信号发生器的输出幅度旋钮旋至零。

为防止干扰,应将各个电子仪器的公共端连接在一起,并连接至放大电路的接地端,即共地。

接线后仔细检查,确认无误后接通电源。

2. 放大电路静态工作点的调整与测量 在放大电路输入端加入由信号发生器产生的频率为 1kHz 的正弦交流信号 u_S,逐步增大信号发生器的输出幅度,使放大电路输出端的波形最大而不失真。在改变 u_S 的过程中,若输出波形出现饱和失真或截止失真,则要调节电位器 R_P,直至当 u_S 略有增加而使输出波形的正半周和负半周同时出现同样幅度大小的削波现象时,固定电阻 R_P,逐渐减小输入信号幅度,使波形不失真,便完成静态工作点的调整。此时,放大电路工作在最佳静态工作点。

保持静态工作点不变,撤去信号发生器,用数字直流电压表或者万用表的直流电压挡测量三极管各极对地的电压 U_B、U_C、U_E 值的大小,将数据填入表 8-1,计算静态工作点。

表8-1 静态工作点测量

实际测量值			计算值			
U_B/V	U_C/V	U_E/V	U_{BE}/V	U_{CE}/V	I_C/mA	I_B/μA

3. 动态研究

(1)测量波形:将信号发生器接到放大电路输入端 u_S,调节信号发生器频率为 1kHz,并调节其幅度使放大电路输入电压有效值 $U_i = 15 \sim 20$mV,用示波器观察放大电路输入电压 u_i 和输出电压 u_o 的波形及两者的相位关系,画出波形图。

(2)测量电压放大倍数:在输出电压波形不失真的情况下,用交流毫伏表或示波器分别测量有负载电阻 R_L 和空载($R_L = \infty$)时放大电路的输入电压 U_i 和输出电压 U_o,分别计算有载和空载时放大电路的电压放大倍数 A_u,将数据填入表 8-2。将实验测出的 A_u 与理论计算出的 A_u 进行比较。

表 8-2　电路电压放大倍数测量

$R_L/k\Omega$	U_i/mV	U_o/V	A_u
3			
∞			

（3）测量输入电阻和输出电阻：在输出电压波形不失真的情况下，用交流毫伏表或示波器分别测量 U_s、U_i 和 U_L，并且在保持 U_s 不变的情况下，断开负载电阻 R_L，用交流毫伏表或者示波器测量放大电路输出端的电压 U_o。按公式 $r_i = \dfrac{U_i}{U_s - U_i} R$ 和 $r_o = \left(\dfrac{U_o}{U_L} - 1 \right) R_L$，分别计算输入电阻 r_i 和输出电阻 r_o，将数据填入表 8-3。

表 8-3　输入电阻和输出电阻测量

U_s/mV	U_i/mV	U_L/V	U_o/V	$r_i/k\Omega$	$r_o/k\Omega$

（4）测量最大不失真输出电压：保持信号发生器输出频率不变，用示波器观察输出电压 u_o，缓慢增大输入信号的幅度，并同时调节电位器 R_P，使输出波形幅度最大且无明显双向失真时，用交流毫伏表测量输出电压有效值 U_o，则动态范围等于 $2\sqrt{2}\,U_o$，或用示波器直接读出输出电压峰 - 峰值 U_{opp} 来。将数据列表表示。

（5）测量放大电路幅频特性：将信号发生器调到使放大电路输入信号有效值 $U_i = 15 \sim 20mV$，并保持幅度不变。按实验原理要求，每改变一次信号发生器输出频率 f，测量一个输出电压 U_o，计算相应的电压放大倍数 A_u。将测量和计算结果列表表示，并画出 $A_u - f$ 关系曲线。

或者只测出下限频率 f_L 和上限频率 f_H，计算放大电路的通频带。

（6）研究静态工作点对输出波形失真的影响：有负载电阻 R_L 时，测量放大电路的静态值 I_C 和 U_{CE}。逐步加大输入信号，使输出电压足够大但不失真。保持输入信号不变，调节电位器 R_P 使其分别逐渐增大和减小，直至输出波形出现失真，观察输出波形随 R_P 增大而产生的截止失真和随 R_P 减小而产生的饱和失真。分别测量两种情况下放大电路的静态值 I_C 和 U_{CE}，并记录 u_o 的波形，分析静态工作点对输出波形失真的影响。将观察结果和测量数据填入表 8-4 中。

注意：若失真不明显，可增大输入电压幅值后重测。

表 8-4　静态工作点对输出波形失真的影响

u_o 波形	I_C/mA	U_{CE}/V	失真情况

（7）研究静态工作点对电压放大倍数的影响：断开负载电阻 R_L，保持 U_s 不变，并测量放大电路输入电压 U_i。用示波器监测放大电路输出电压 u_o 波形，在 u_o 不失真的情况下，每调节一次电位器 R_P，测量一组数据 I_C 和 U_o 值，计算相应的电压放大倍数 A_u。将测量和计算结果填入表 8-5，分析静态工作点对电压放大倍数的影响。

表 8-5　静态工作点对电压放大倍数的影响

	$R_L = \infty$　　$U_i =$ _____ mV		
I_C/mA			
U_o/V			
A_u			

【注意事项】

1. 通过示波器观察波形确定无失真后,再测量输入电压 U_i 和输出电压 U_o 的值。

2. 测量静态工作点时,要先撤去信号发生器。

3. 测量一组输入信号与输出信号时,尽量采用同一种仪器测量(交流毫伏表或示波器),以保证测量精度。

【思考题】

1. 在实验中,怎样来改变放大器的静态工作点? 静态工作点过高或过低对输出波形造成什么样的影响? 输入信号过大对输出波形造成什么样的影响?

2. u_i 和 r_i 之间有关系吗? 如果有关系,是什么样的关系?

3. R_B、R_C、R_L 对静态工作点及电压放大倍数有什么影响?

(闫　鹏)

实验九　负反馈放大电路

【实验目的】

1. 掌握负反馈对放大电路各项性能指标的影响。
2. 掌握放大电路开环与闭环特性的测量方法。

【实验器材】

示波器、信号发生器、万用电表各 1 台；三极管 1 只；电位器 2 只；电容器 6 只；电阻、导线若干。

【实验原理】

负反馈在医用电子电路中有着广泛的应用，虽然它使放大电路的放大倍数下降了，但是在很多方面改善了放大电路的工作性能，如提高了放大倍数的稳定性、减小非线性失真、展宽通频带等。根据反馈信号与输入信号连接方式及输出端取样对象的不同，负反馈放大电路可分为四种组态，即电压串联负反馈、电流串联负反馈、电压并联负反馈、电流并联负反馈。通过选用不同类型的负反馈，还可以改变放大电路的输入电阻和输出电阻，以满足生物医学放大电路的实际需要。

1. 负反馈对放大电路性能的影响

（1）降低放大电路放大倍数：当放大电路引入负反馈后，其放大倍数（又称闭环放大倍数）为 A_f：

$$A_f = \frac{A}{1 + AF}$$

其中，A 为基本放大器的电压放大倍数，即开环电压放大倍数，F 为反馈系数，$1 + AF$ 为反馈深度，它是衡量负反馈强弱的一个重要指标，其值越大，负反馈越深，放大倍数下降得越厉害。

由上式可见，引入反馈后，闭环放大倍数仅为开环放大倍数的 $\frac{1}{1 + AF}$，即放大倍数降低了 $\frac{1}{1 + AF}$ 倍。

（2）提高放大倍数的稳定性：放大电路引入负反馈后，当输入信号一定时，用电压负反馈能稳定输出电压，用电流负反馈能稳定输出电流，使得输出信号的波动大大减少，从而维持放大倍数基本不变。

从式子 $A_f = \dfrac{A}{1 + AF}$ 可以看出，如果反馈很深，即 $(1 + AF) \gg 1$ 时，则有

$$A_f = \frac{A}{1 + AF} = \frac{A}{AF} = \frac{1}{F}$$

此式说明，在深度负反馈的条件下，放大电路的闭环放大倍数只取决于反馈系数，而与

基本放大电路的放大倍数几乎无关,而反馈电路一般由性能比较稳定的电阻元件组成,它们基本上不受外界因素变化的影响。因此引入负反馈大大提高了放大倍数的稳定性。

(3)改善波形失真:理想放大电路的输出波形应该与它的输入波形完全一样,即没有失真。但由于半导体三极管是非线性元件,当基本放大电路的工作点选择不合适,或者输入信号过大时,都会引起输出信号波形失真。引入负反馈后,由于反馈信号与输入信号相位相反,因此在一定程度上可以改善输出波形的失真,使得输出信号与输入信号保持一致。

值得注意的是,引入负反馈电路减小非线性失真只能针对反馈回路内部的失真。如果输入信号本身为失真波形,则无法通过引入负反馈的方法来改善波形的失真。

(4)展宽通频带:通频带是放大电路的一个重要性能指标,它反映放大电路对输入信号的频率变化的适应能力。通常将放大倍数下降到中频电压放大倍数的 0.707 倍时对应的频率称为该放大电路的上限截止频率和下限截止频率,分别用 f_H 和 f_L 表示。则该放大电路的通频带为:

$$f_{BW}=f_H-f_L$$

引入负反馈后,放大电路的通频带展宽了,根据理论推导可以求得引入负反馈后的通频带是无负反馈放大电路通频带的 $(1+AF)$ 倍。

(5)改变放大电路的输入电阻和输出电阻:放大电路引入不同类型的负反馈会引起输入电阻和输出电阻的不同变化。其中,串联负反馈使输入电阻增大;并联负反馈使输入电阻减小;电压负反馈使输出电阻减小;电流负反馈使输出电阻增大。我们可以根据放大电路具体需求选择不同类型的负反馈。

2. 电压串联负反馈放大电路　本实验以电压串联负反馈为例,分析负反馈对放大电路各项性能指标的影响。

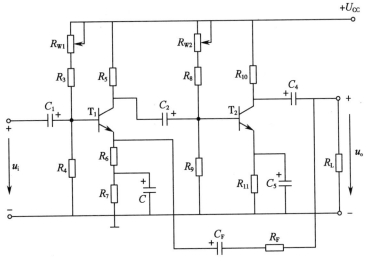

图 9-1　两级阻容耦合负反馈放大电路

(1)两级阻容耦合负反馈放大电路如图 9-1 所示,电路中通过 R_F 把输出电压 u_o 引回到输入端,加到三极管 T_1 的发射极上,在发射极电阻 R_6 上形成反馈电压 u_f。根据反馈的判断方法可知它属于电压串联负反馈。

该电路的主要性能指标如下:

1）闭环电压放大倍数 A_f

$$A_f = \frac{A}{1+AF}$$

2）反馈系数 F

$$F = \frac{R_6}{R_6 + R_F}$$

3）输入电阻 R_{if}

$$R_{if} = (1+AF)R_i$$

R_i 为基本放大电路的输入电阻。

4）输出电阻 R_{of}

$$R_{of} = \frac{R_o}{1+A_oF}$$

R_o 为基本放大电路的输出电阻；

A_o 为基本放大电路 $R_L = \infty$ 时的电压放大倍数。

（2）本实验还需要测量基本放大电路的动态参数，怎样实现无反馈而得到基本放大电路呢？不能简单地断开反馈支路，而是要去掉反馈作用，但又要把反馈网络的影响（负载效应）考虑到基本放大电路中去。为此：

1）在分析基本放大电路的输入回路时，因为是电压负反馈，所以可将负反馈放大电路的输出端交流短路，即令 $u_o = 0$，此时 R_F 相当于并联在 R_6 上。

2）在分析基本放大电路的输出回路时，由于输入端是串联负反馈，因此需将反馈放大电路的输入端（T_1 管的发射极）开路，此时（$R_F + R_6$）相当于并接在输出端，可近似认为 R_F 并接在输入端。

根据上述方法，可得到所要求的基本放大电路如图 9-2 所示。

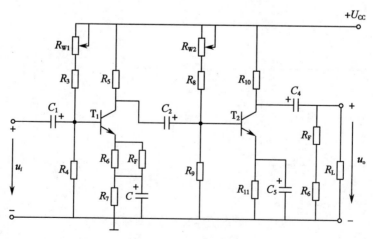

图 9-2 基本放大电路

【实验步骤】

图 9-1 及图 9-2 中各元件参考参数如下：

$R_{W1} = R_L = 100k\Omega$；$R_{W2} = 47k\Omega$；$R_3 = R_4 = 20k\Omega$；$R_5 = R_{10} = 2.4k\Omega$；$R_6 = 100\Omega$；$R_7 = R_{11} = 1k\Omega$；

$R_8 = 5.1\text{k}\Omega$；$R_9 = 10\text{k}\Omega$；$R_F = 8.2\text{k}\Omega$；$C = C_5 = 100\mu\text{F}$；$C_1 = C_2 = C_4 = 10\mu\text{F}$；$C_F = 20\mu\text{F}$。

1. 测量静态工作点　按图 9-1 连接实验电路，取 $U_{CC} = +12\text{V}$，$R_L = \infty$，电路加入 $f = 1\text{kHz}$ 的正弦波信号，用示波器监视输出波形 u_o，逐渐增大 U_S，配合调节 R_{W1} 和 R_{W2}（分别约在 $100\text{k}\Omega$ 和 $47\text{k}\Omega$），使得 u_o 最大且不失真，撤除 U_S。用直流电压表分别测量第一级、第二级的静态工作点，记入表 9-1。

表 9-1　测量静态工作点测量表

类别	U_B/V	U_E/V	U_C/V	I_C/mA
第一级				
第二级				

2. 负反馈放大电路开环放大倍数 A 和闭环放大倍数 A_f 的测试

（1）开环电路测试

1）断开负反馈，按图 9-2 接线，构成基本放大电路。

2）输入端接入 $U_{im} = 5\text{mV}$、$f = 1\text{kHz}$ 的正弦波信号，用示波器观察输出信号 u_o 波形，若 u_o 波形失真，则调整 R_{w1} 及 R_{w2} 使得 u_o 波形不失真。

3）保持 u_i 不变，记录此时 u_o 的幅值，并求出 A。

4）保持 u_i 不变，断开 R_L，记录空载时 u_o 的幅值，并求出 A。

5）测量开环电路输入电阻 R_i 和输出电阻 R_o。

（2）闭环电路测试

1）引入负反馈，按图 9-1 接线，构成负反馈放大电路。

2）输入端接入 $U_{im} = 5\text{mV}$、$f = 1\text{kHz}$ 的正弦波信号，用示波器观察输出信号 u_o 波形，若 u_o 波形失真，则调整 R_{w1} 及 R_{w2} 使得 u_o 波形不失真。

3）保持 u_i 不变，记录此时 u_o 的幅值，并求出 A_f。

4）保持 u_i 不变，断开 R_L，记录空载时 u_o 的幅值，并求出 A_f。

5）测量闭环电路输入电阻 R_{if} 和输出电阻 R_{of}。

3. 负反馈对失真的改善作用

（1）按图 9-2 将实验电路改接成开环形式，输入端接入 $f = 1\text{kHz}$ 的正弦波信号 u_i，逐步加大 u_i 的幅度，使输出信号出现失真（注意不要过分失真），记录失真波形及输出电压幅度。

（2）再按图 9-1 将实验电路改接成闭环形式，并适当增加 u_i 幅度，使输出信号幅度与（1）相同，观察此时输出波形是否失真。

（3）画出上述各步实验的波形图，分析负反馈对失真有无改善作用。

4. 测量放大电路频率特性

（1）按图 9-2 将实验电路接成开环形式，输入 $f = 1\text{kHz}$、$U_{im} = 10\text{mV}$ 的正弦波信号 u_i，保持 u_i 幅度不变，逐步增加 u_i 频率，直到 u_o 波形幅度减小为原来的 70%，对应 u_i 频率即为开环时的上限截止频率 f_H。

（2）电路形式不变，输入 $f = 1\text{kHz}$、$U_{im} = 10\text{mV}$ 的正弦波信号 u_i，保持 u_i 幅度不变，但逐渐减小 u_i 频率，直到 u_o 波形幅度减小为原来的 70%，对应 u_i 频率即为开环时的下限截止频率 f_L。

（3）按图9-2将实验电路接成闭环形式，调整方法同（1）（2），测得闭环时 f_H、f_L，并将结果填入表9-2中。

（4）分别算出放大电路开环、闭环时通频带 f_{BW}，分析负反馈对放大电路通频带的影响。

表9-2　放大电路频率特性测试表

类别	f_H/Hz	f_L/Hz	f_{BW}/Hz
开环			
闭环			

【注意事项】

1．两级放大电路之间要采用阻容耦合，保证前后两级静态工作点相互独立。

2．线路连接过程中要断开电源，线路接好后再通电测试。

【思考题】

1．在开环和闭环时，负载 R_L 的改变对放大电路电压放大倍数的影响有何不同？为什么？

2．如果输入信号存在失真，能否用负反馈来改善信号波形？

3．如果按深度负反馈估算，则闭环电压放大倍数 A_f＝？计算值和测量值是否一致？

（闫　鹏）

实验十　射极输出器

【实验目的】
1. 掌握射极输出器的特性及测量方法。
2. 熟悉放大器各项参数测量方法。

【实验器材】
直流稳压电源、示波器、信号发生器、万用表各1台；三极管1只；电阻若干。

【实验原理】
生物电信号的放大和处理电路是现代各类医学仪器设备的重要组成部分。一般来说，从人体中获取的生物医学信号都属于强噪声背景下的低频微弱信号，在进行记录和显示之前，必须经过放大处理，才能为临床诊断提供可靠的客观依据。在之前的实验中我们已经测试了共射放大电路的静态和动态特性，本次实验我们将进一步测试共集放大电路的特性。共集电极放大电路中，输入信号是由三极管的基极与发射极两端输入，从交流通路分析，地和集电极是一点，输出信号由三极管的发射极电阻两端获得，如图10-1所示。集电极是输入和输出共同端，所以称此电路为共集电极放大电路。共集放大电路又称为射极输出器或射极跟随器。

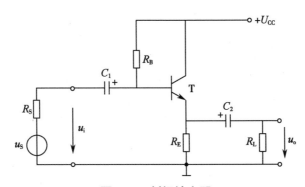

图10-1　射极输出器

1. 静态分析　利用图10-1所示的射极输出器的直流通路可以确定静态工作点。

$$I_B R_B + U_{BE} + I_E R_E = U_{CC}$$

$$I_E = (1 + \beta) I_B$$

$$I_B = \frac{U_{CC} - U_{BE}}{R_B + (1 + \beta) R_E}$$

$$U_{CE} = U_{CC} - I_E R_E$$

2. 动态分析　利用图10-2所示的微变等效电路图可以求出射极输出器的电压放大倍数、输入级输出电阻等动态值。

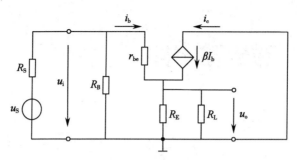

图 10-2　微变等效电路

（1）电压放大倍数：由微变等效电路得

$$u_o = i_e R'_L = (1+\beta) i_b R'_L$$

$$R'_L = R_E // R_L$$

$$u_i = i_b r_{be} + i_e R'_L = i_b r_{be} + (1+\beta) i_b R'_L$$

$$A_u = \frac{u_o}{u_i} = \frac{(1+\beta) R'_L}{r_{be} + (1+\beta) R'_L}$$

通过动态分析我们可以看到：电压放大倍数接近 1，且略小于 1。原因是 $r_{be} << (1+\beta) R'_L$，则 $u_o \approx u_i$，且 u_o 略小于 u_i，说明射极输出器没有电压放大作用。但由于 $i_e = (1+\beta) i_b$，因此电路有电流放大和功率放大的作用。输出电压和输入电压同相位，具有跟随作用。由于 i_e 与 i_b 同相位，导致 u_o 与 u_i 也同相位，且两者大小也基本相同，所以可以看成输出电压紧紧跟随输入电压的变化而变化，所以射极输出器又称为射极跟随器。

（2）输入电阻：射极输出器的输入电阻 r_i 也可利用图 10-2 微变等效电路求得。

$$r_i = R_B // [r_{be} + (1+\beta) R'_L]$$

可见是 r_i 由基极电阻 R_B 和电阻 $r_{be} + (1+\beta) R'$ 并联而成的。R_B 阻值很大，$r_{be} + (1+\beta) R'$ 也比共发射极放大电路的输入电阻大得多。因此射极输出器大大提高了自身的输入电阻。

（3）输出电阻：射极输出器的输出的电阻亦可以由图 10-2 微变等效电路求得。为了更方便求出输出电阻，输入端等效电阻可视为信号源内阻 R_S 和 R_B 并联，记做 R_S'。将负载电阻 R_L 去掉，在原处加一个交流电压 u_o，通过推导可得

$$r_o = \frac{r_{be} + R_S}{\beta}$$

共集放大电路的电压放大倍数接近于 1，但有电流放大作用，故有功率放大。共集放大电路的输出电阻比较小，一般是几十欧至几百欧，有较强的带负载能力，常用在末级用作功率输出，也常用在中间级。利用它的输入电阻高，输出电阻小的特点，进行阻抗变换。

【实验步骤】

1. 按实验电路图 10-3 接线。

2. 静态工作点的测量　将电源 +12V 接上，调整滑动变阻器 R_W 使三极管两端电压 U_{CC} 约为 6V，在 A 点接入 $f = 1kHz$ 的正弦信号，输出端用示波器监视，反复调整 R_W 及信号源的大小，使输出幅度在示波器屏幕上得到一个最大不失真对称波形，然后断开输入信号，用万用表测量三极管各极对地的电位，即为该放大器静态工作点，将所测数据填入表 10-1。

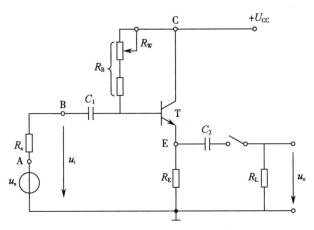

图 10-3　射极输出器实验电路图

表 10-1　静态工作点参数

U_B/V	U_E/V	U_C/V	$I_E = U_E/R_E/(mA)$

3. 测量电压放大倍数 A_u　接入负载 R_L，在 A 点接入 $f=1kHz$ 的正弦信号，调输入信号幅度（此时偏置电位器 R_W 不能再旋动），用示波器测量在输出不带负载时最大不失真输出电压 u_o 和带负载情况下的 u_{oL} 以及此时的 u_s 和 u_i（用示波器测量电压峰 - 峰值，下同），将所测数据填入表 10-2 中。

表 10-2　测量电压放大倍数 A_u 相关参数

u_s/V	u_i/V	u_o/V	u_{oL}/V	$A_u = u_{oL}/u_i$

4. 测量输出电阻 r_o　根据单级放大器测量输出电阻的方法，利用以下公式计算出射随器的输出电阻。

$$r_o = (\frac{u_o}{u_{oL}} - 1)\, R_L$$

5. 测量放大器输入电阻 r_i　根据分压原理，利用以下公式计算出射随器的输入电阻。

$$r_i = \frac{u_i}{u_s - u_i} R_s$$

6. 测射极跟随器的跟随特性　接入负载 R_L，在 A 点加入 $f=1kHz$ 的正弦信号，逐渐增大输入信号 u_i 幅度，用示波器监视输出端与输入端，在波形不失真的情况下，测量输入信号从小到大时所对应的 u_{oL} 值。计算出 A_u。将所测数据填入表 10-3 中。

表 10-3　测射极跟随器的跟随特性相关参数

u_i	10/mV	20/mV	30/mV	40/mV
u_{oL}				
A_u				

【注意事项】

1. 在接线时,电源一定要断开。

2. 测试静态工作点时,如果存在信号干扰,可以将交流信号输入两端短接。

3. 整个实验过程波形不能出现失真现象。

【思考题】

1. 将实验值与理论值相比较,分析误差原因。

2. 请在理论上分析射极跟随器的"跟随"功能。

（高铭泽）

实验十一　差动放大器

【实验目的】

1. 掌握差动放大器零点漂移的调试方法。

2. 掌握差动放大器的差模输入、共模输入、双端输出、单端输出电路的连接以及共模抑制比（K_{CMRR}）的测量等基本方法。

3. 熟悉差动放大器的电路结构,加深对差动放大器性能特点的理解。

【实验器材】

直流稳压电源、信号发生器、示波器或交流毫伏表各 1 台;半导体三极管 2 只;电位器 1 只;电阻、导线若干。

【实验原理】

1. **直流放大器**　在生物医学信号检测时,常常会遇到频率和幅度都很低的信号,这种信号需要用直流放大器来放大处理。但由于直流放大器存在零点漂移现象,即放大器在零电压输入时输出电压会缓慢变化。零点漂移是由于三极管参数随温度变化等原因产生的。在阻容耦合放大器中,由于各级静态工作点相互独立,每一级输出电压的缓慢变化不会耦合到下一级,更不会被逐级放大,因此零点漂移限制在本级内。但是,在直接耦合放大器中,每一级的零点漂移都会耦合到下一级并被逐级放大,这将严重影响放大器的正常工作,因此必须有效抑制电路的零点漂移。目前在各类直流信号放大电路中普遍采用的差动放大器,具有比较好的抑制零点漂移的能力。

2. **差动放大器的工作原理**　差动放大器是由具有同一发射极回路的两个对称的三极管放大电路所组成的直流放大器。图 11-1 是具有双输入和双输出的典型差动放大器电路。该电路要求所选元件要对称,T_1、T_2 要选用参数相同的一对三极管。当温度或电源电压变化使两管的集电极存在漂移电压时,由于电路对称,这两个漂移电压大小、极性都相同,等效于在两管的基极输入一对大小相等、极性相同的信号（共模信号）,这种信号的输入状态

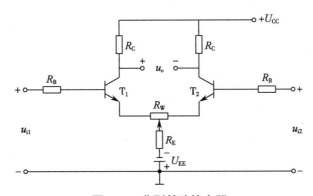

图 11-1　典型差动放大器

63

称共模输入。此时由两管间输出的漂移电压相互抵消，即该电路对共模信号的电压放大倍数为零，从而有效地抑制了零点漂移。

图 11-1 中 R_W 的作用是当实际的电路参数有差异而使电路不对称时，可通过调节它来改变总静态电流在两管中的分配关系，从而原则上保证输入信号为零时，输出信号为零。

（1）差模输入：当在两管基极加入一对大小相等、极性相反的输入信号时，就形成了差模输入。若该电路每一单管放大器的放大倍数为 A，则有以下公式成立

$$u_{i1} = -u_{i2} = \frac{1}{2} u_i$$

$$u_{o1} = Au_{i1} = \frac{1}{2} Au_i; \quad u_{o2} = Au_{i2} = -\frac{1}{2} Au_i$$

故双端输出时　　　　　　　　　　　$$u_o = u_{o1} - u_{o2} = Au_i$$

单端输出时（以 T_1 为例）　　　　　$$u_o = u_{o1} = Au_{i1} = \frac{1}{2} Au_i$$

表明差动放大器的差模放大倍数，在双端输出时与单管放大器相同；在单端输出时是单管放大器放大倍数的一半。

（2）共模输入：当在两管基极加入一对大小相等、极性相同的输入信号时，就形成了共模输入。若输入共模信号大小为 $u_{i1} = u_{i2} = u_i$，设每一单管放大器的放大倍数为 A，则有以下公式成立

$$u_{o1} = Au_{i1} = Au_i; \ u_{o2} = Au_{i2} = Au_i$$

双端输出时　　　　　　　　　　$$u_o = u_{o1} - u_{o2} = Au_i - Au_i = 0$$

单端输出时（以 T_1 为例）　　　　$$u_o = u_{o1} = Au_{i1} = Au_i$$

表明差动放大器的共模放大倍数，在双端输出时为零，即共模信号不具有放大能力。而在单端输出时，与单管放大器的放大倍数一样大，即对共模信号仍具有一定的放大能力。可事实上由于两个三极管的发射极有公共电阻 R_E 的存在，其两端的共模电压变化为 $2\Delta I_E R_E$。因此，这个公共电阻对一个三极管而言具有 $2R_E$ 大小的负反馈作用，此时放大倍数 A 很小，其近似计算公式如下：

$$A = \frac{\Delta U_{C1}}{\Delta U_i} = \frac{-\beta R_{C1}}{(r_{be} + (1+\beta)(\frac{1}{2} R_W + 2R_E)) // R_{B1}} \approx -\frac{R_{C1}}{2R_E}$$

可见，若选取合适的电阻，也可使共模放大倍数较小。R_E 对共模信号有很强的电流负反馈作用，且 R_E 愈大，抑制共模信号能力愈强。而在输入差模信号时，由于一个三极管的电流增加，另一个三极管的电流减小，在电路完全对称的情况下，I_{E1} 增加量等于 I_{E2} 的减少量。所以，流过 R_E 上的电流 I_E 仍然和未加信号时的电流相同，输出信号 u_o 没变化，即 R_E 对差模信号无电流负反馈作用。

虽然 R_E 的阻值愈大，对零点漂移抑制能力愈强。但 R_E 的数值增高后，如果 U_{CC} 仍保持原值，则会引起三极管的静态工作点下移，放大器电压放大倍数就要下降。因此，为了同时保证 R_E 的提高和三极管具有合适的静态工作点，在发射极电路上接一辅助电源 $-U_{EE}$，用 $-U_{EE}$ 来补偿 R_E 上的电压降。但 U_{EE} 的增大是有限制的，因三极管必须有合适的工作电流，辅助电源也不能过大，通常取 $-U_{EE} = U_{CC}$。提高负反馈深度的最好办法是把射极公共反馈电阻改为恒流源。

3. 具有恒流源的差动放大器 如图 11-2 所示,恒流源的动态电阻可以看成是无限大,对共模信号的负反馈加深(恒流源电路相关内容可参见实验二)。采用恒流源以后,共模输入不能使总电流改变,能很好地抑制共模信号干扰。因此,在理想情况下,引入了这种深度负反馈,即使两侧电路稍有不对称,共模放大倍数(即使单端输出)也应趋于零,但实际上,共模放大倍数很难为零。

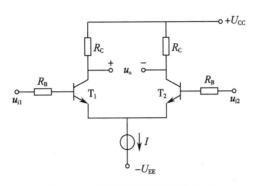

图 11-2 带恒流源的差动放大器

4. 共模抑制比(K_{CMRR}) K_{CMRR} 是描述差动放大器抑制共模信号能力的参数。定义为

$$K_{CMRR} = \frac{差模放大倍数 A_d}{共模放大倍数 A_c}$$

这里的 $K_{CMRR} = A_d/A_c$ 值越大,电路抑制共模信号的能力越强,即具有更好地抑制零点漂移的能力。

【实验步骤】

1. 参考图 11-3 连接好电路。其中 T_1 和 T_2 可选用温度特性尽可能相同的一对同参数三极管,单刀双向开关 K 可分别与 1 和 2 接通,接通 1 时可直接连接 R_E 电阻;接通 2 时连接由 T_3 组成的恒流源电路。所以,此电路便于比较采用反馈电阻 R_E 和恒流源时共模抑制比的变化。

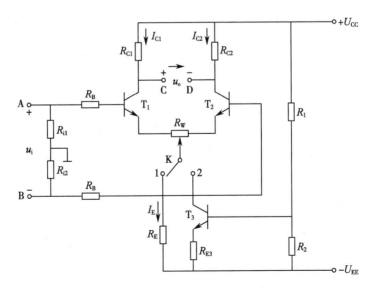

图 11-3 差动放大器实验电路

其中元件参考参数：$R_B = R_{C1} = R_{C2} = R_E = 10\text{k}\Omega$；$R_{i1} = R_{i2} = 510\Omega$；$R_{E3} = 5.1\text{k}\Omega$；$R_1 = 68\text{k}\Omega$；$R_2 = 36\text{k}\Omega$；$R_W = 100\Omega$；$U_{CC} = U_{EE} = 12\text{V}$。

2．将开关 K 接通 1 并接通电源。先调整直流工作状态：将 A、B 两输入端对地短接，调节 R_W，直到用示波器（或用交流毫伏表）测得 C、D 两输出端间的电势差达到最小即可。

3．将信号发生器输出端和接地端分别连接差动放大器 A、B 两输入端，这样差动放大器获取的是差模信号。用双踪示波器两个测量通道分别测量 A、B 两点对地电压波形，调节信号源输出电压大小，确保 A、B 两点电压波形既足够大又不失真。记录两个测量值。保持信号源输出电压不变，用示波器（或交流毫伏表）测量出 C、D 两点对地电压。由于 u_A 与 u_B 相位相反，u_C 与 u_D 相位相反，因此 $u_{AB} = u_A + u_B$，$u_{CD} = u_C + u_D$。计算出双端输入双端输出差动放大器的差模增益 $A_d = u_{CD}/u_{AB}$；计算出双端输入单端输出差动放大器的差模增益 $A_{1d} = u_C/u_A$，$A_{2d} = u_D/u_B$。

4．将信号发生器的信号输出端同时接在差动放大器 A、B 两输入端，接地端接到电路的接地处，从而得到共模信号。仿照实验步骤"3"差模信号的测量方法，用示波器（或交流毫伏表）分别测量出 A、B 两点对地电压和 C、D 两点对地电压。由于 u_A 与 u_B、u_C 与 u_D 相位相同，因此 $u_{AB} = u_B - u_A$，$u_{CD} = u_D - u_C$。计算出双端输入双端输出差动放大器的共模增益 $A_c = u_{CD}/u_{AB}$。计算出双端输入单端输出差动放大器的共模增益 $A_{1c} = u_C/u_A$，$A_{2c} = u_D/u_B$。

5．计算差动放大器的共模抑制比 $K_{CMRR} = A_d/A_c$（分双端输出与单端输出两种情况）。

6．再将开关 K 接通 2。参考上面步骤"2"～"5"，测量并计算出带有恒流源的差动放大器的共模抑制比 K_{CMRR}'。

7．比较 K_{CMRR} 和 K_{CMRR}' 的大小，并分析其结果。

8．前面考虑的都是双端输入情况，实际上差动放大器还可单端输入，理论上不会影响实验结果。请按单端输入连接电路并加以验证。

【注意事项】

1．电路中 T_1 和 T_2 要选用同型号、同批次的三极管，接入电路前应准确判定它们的各极引脚。

2．测量共模放大倍数和差模放大倍数时，信号发生器要确保达到一定幅度的信号输出。

3．不能用双踪示波器的两个通道同时测量输入端与输出端信号，只能将其分别对地（公共端）进行测量。

4．本实验若使用双通道信号发生器，则可以将这种信号发生器的中心端接地，将它两个输出端信号调成反相位，直接作为差模信号输出。这样可省去图 11-3 中输入端由电阻 R_{i1} 和 R_{i2} 组成的电路部分。

【思考题】

1．在本实验定性测量输出电压时直接测量的是 C、D 两点间电压，而在定量测量输出电压时都是 C 和 D 分别对地测量然后再计算出 C、D 间电压。这是为什么？

2．图 11-3 实验电路中，如将差模信号改成单端输入？请画出改造的电路图。

3．在测量共模抑制比时，如果始终不改变信号发生器的输出信号参数，如何简化测量和计算步骤？

（王晨光）

实验十二　集成运算放大器

【实验目的】

1. 掌握集成运算放大器的工作原理和使用方法。
2. 学会集成运算放大器所组成的各种电路性能的测量方法。

【实验器材】

直流稳压电源、信号发生器、示波器或交流毫伏表各 1 台；集成运算放大器若干；电阻若干；导线若干。

【实验原理】

集成运放的符号如图 12-1（a）所示，其有两个输入端及一个输出端。其中标"−"号的输入端称为反相输入端，反相的意思是指输出信号 u_O 与该端输入信号 u_- 相位相反；标"+"号的输入端则称为同相输入端，该端输入信号用 u_+ 表示。此外，还有两个端分别接正负电源，有些集成运放还有调零端和相位补偿端，这些在电路图中可以不画出来。

集成运放的型号很多，以通用型单运放 μA741 为例，其引脚分布如图 12-1（b）所示。脚"2"和脚"3"分别为反相输入端和同相输入端，脚"6"为输出端，脚"7"和脚"4"分别接正、负电源，脚"1"和脚"5"为调零端，脚"8"为空脚。如果电路需要调零，可在脚"1"和脚"5"之间接入一只几十千欧的电位器并将滑动触头接到负电源端。不同型号集成运放的引脚个数及分布都不尽相同，对于其他型号的集成运放，其引脚分布需要查相应的手册。

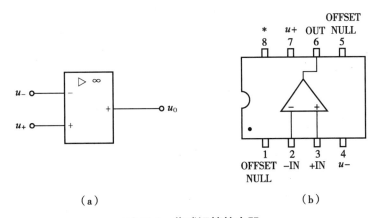

（a）　　　　　　　　　　　（b）

图 12-1　集成运算放大器

（a）集成运放的符号；（b）μA741 型集成运放引脚分布图。

各项性能指标都达到理想化的集成运放，称为理想运放。集成运放理想化的主要条件是：开环电压增益 $A_{ud} \to \infty$；差模输入电阻 $r_{id} \to \infty$；共模抑制比 $K_{CMRR} \to \infty$；开环输出电阻 $r_o \to 0$。同相输入端的输入电流 i_+ 与反相输入端的输入电流 i_- 都近似为零，即 $i_+ = i_- \approx 0$，称为"虚断"。同相输入端与反相输入端电位近似相等，即 $u_+ \approx u_-$，称为"虚短"。实际应用中，集成运放与理想运放的性能很接近，因此在分析集成运放的应用电路时，通常将其理想化，仅在分析误差时才考虑实际特性的影响。下面将介绍几种最基本的应用电路。

1. 反相比例运算放大器 反相比例运算放大器如图 12-2 所示。输入信号 u_1 经输入回路电阻 R_1 由反相输入端输入，输出端与反相输入端之间跨接一个反馈电阻 R_F，为保证集成运放两输入端对称，同相输入端与地之间接一个平衡电阻 R_2，且 $R_2 = R_1 // R_F$。

$$i_1 = \frac{u_1 - u_-}{R_1} = \frac{u_1}{R_1}, \quad i_F = \frac{u_- - u_O}{R_F} = -\frac{u_O}{R_F}$$

所以

$$A_{uf} = \frac{u_O}{u_I} = -\frac{R_F}{R_1}$$

上式表明，反相比例运算放大器的闭环放大倍数 A_{uf} 仅与外接电阻 R_1、R_F 有关，而与集成运放本身的参数无关。式中负号表明 u_O 与 u_1 反相，故称反相比例运算放大器。

2. 同相比例运算放大器 同相比例运算放大器如图 12-3 所示。由电路图可知

$$i_1 = -\frac{u_-}{R_1}, \quad i_F = \frac{u_- - u_O}{R_F}$$

又因为在理想条件下，$i_F \approx i_1$，$u_- \approx u_+ \approx u_1$，故

$$A_{uf} = \frac{u_O}{u_I} = 1 + \frac{R_F}{R_1}$$

上式表明，A_{uf} 只与外接电阻 R_1、R_F 有关，而与集成运放本身的参数无关。由于比值 R_F/R_1 恒为正值，所以 u_O 与 u_1 同相，故称为同相比例运算放大器。A_{uf} 总大于或等于 1。当 R_F 为零或 R_1 无穷大时，A_{uf} 等于 1，同相比例运算放大器就可视为射极跟随器。

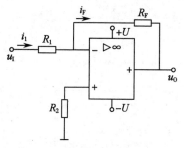

图 12-2　反相比例运算放大器

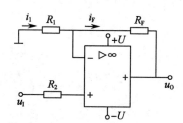

图 12-3　同相比例运算放大器

由于同相输入时，$u_- \approx u_+ \approx u_1$，即集成运放的输入信号为共模输入信号。因此，输入电压 u_1 不得超出集成运放所允许的共模输入电压范围，否则，集成运放的第一级电路将进入饱和状态，形成所谓"阻塞"现象。集成运放一旦出现"阻塞"，有时即使将输入信号撤除，集成运放也不能立即恢复正常。如果反馈电阻 R_F 的值又不够大，则有可能烧毁器件。

3. 反相加法放大器 如图 12-4 所示，输入信号 u_{I1} 和 u_{I2} 分别经电阻 R_1、R_2 由反相输入端输入，同相输入端经电阻 R_3 接地。因为理想运放输入电流近似等于零，所以由电

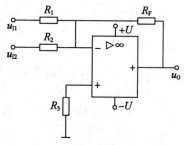

图 12-4　反相加法放大器

路图可知

$$\frac{u_{I1} - u_-}{R_1} + \frac{u_{I2} - u_-}{R_2} = \frac{u_- - u_O}{R_F}$$

又由于 $u_- \approx u_+ = 0$，则

$$u_O = -(\frac{R_F}{R_1}u_{I1} + \frac{R_F}{R_2}u_{I2})$$

上式表明，反相加法放大器的输出电压等于各输入电压按不同比例反相相加。如果 $R_1 = R_2 = R_F$，则可实现普通的反相加法运算，即 $u_O = -(u_{I1} + u_{I2})$，输入端的个数可根据实际需要适当增减，没有接信号的输入端需要接地。

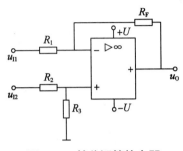

4. 差分运算放大器 如图 12-5 所示，输入信号 u_{I1} 和 u_{I2} 分别加在集成运放的反相输入端和同相输入端，可实现减法运算。同样因为理想运放输入电流近似等于零，所以由电路图可知

图 12-5 差分运算放大器

$$\frac{u_{I1} - u_-}{R_1} = \frac{u_- - u_O}{R_F}, \frac{u_{I2} - u_+}{R_2} = \frac{u_+}{R_3}$$

又因为 $u_- \approx u_+$，则

$$u_O = (1 + \frac{R_F}{R_1})\frac{R_3}{R_2 + R_3}u_{I2} - \frac{R_F}{R_1}u_{I1}$$

当 $R_1 = R_2 = R_3 = R_F$ 时，$u_O = u_{I2} - u_{I1}$，从而实现了普通的减法运算。

5. 积分运算放大器 积分运算放大器如图 12-6（a）所示。与反相比例运算放大器相比，仅用电容 C_F 替代电阻 R_F 作为反馈元件，跨接在输出端与反相输入端之间。

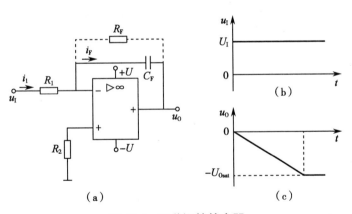

图 12-6 积分运算放大器
（a）电路；（b）输入波形；（c）输出波形。

积分运算电路表明输出电压是输入电压对时间的积分，负号表明输出电压和输入电压相位相反。若初始时刻反馈电容 C_F 上的电压为零，则

$$u_O = -\frac{1}{R_1 C_F}\int u_1 dt$$

上式表明，输出电压是输入电压对时间的积分，负号表明输出电压和输入电压相位相反。

如图 12-6（b）所示，当输入信号 u_1 是幅值为 U_1 的阶跃电压时，则积分运算放大器输出波形如图 12-6（c）所示，最后达到负饱和值 $-U_{O(sat)}$。即当积分电路输入电压一定时，由于电容充电电流基本为一恒定值，故输出电压是时间 t 的一次函数。在实际应用中，应注意集成运放的输入电压和输出电流不允许超过它的额定工作电压和工作电流。为了减小输出的直流漂移，可以在反馈电容 C_F 上并联一个反馈电阻 R_F，如图 12-6（a）所示。

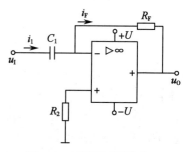

6. 微分运算放大器　将积分运算放大器图 12-6（a）中的输入电阻 R_1 和反馈电容 C_F 互换位置，即可获得微分运算放大器，如图 12-7 所示。

图 12-7　微分运算放大器

微分运算电路表明输出电压是输入电压对时间的微分，负号表明输出电压和输入电压相位相反。

$$u_O = -i_F R_F = -C_1 R_F \frac{\mathrm{d}u_1}{\mathrm{d}t}$$

在实际实验过程中，无论是输入电压产生阶跃变化，还是脉冲式大幅值干扰，都有可能使得集成运放内部的放大管进入饱和或截止状态，这将可能导致信号消失，出现阻塞现象，电路不能正常工作。另外，由于反馈网络为滞后环节，其与集成运放内部的滞后环节相叠加，易产生自激振荡，从而使电路不稳定。为此，如图 12-8（a）所示，实验过程中可在输入端串联一个小阻值（参考值 20~30Ω）的电阻 R_1，以限制输入电流，也就限制了反馈电阻 R_F 中电流。另外，还可以在反馈电阻 R_F 上并联稳压二极管 D_Z（参考值 ±6V），以限制输出电压幅值，避免出现阻塞现象。或者，在 R_F 上并联小容量电容 C_2（参考值 10μF），起相位补偿作用，提高电路的稳定性。最终，该电路的输出电压与输入电压呈近似微分关系。若输入电压为方波，则输出电压的波形为尖顶波，如图 12-8（b）所示。

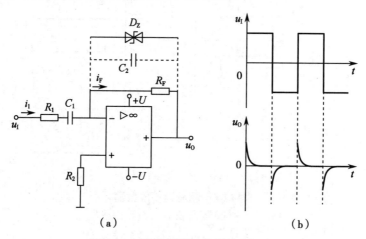

图 12-8　改进后的微分运算放大器
（a）电路图；（b）输入输出波形。

【实验步骤】

1. 反相比例运算放大器

（1）按图 12-2 连接电路，其中各元器件参考型号及参数为：集成运放 μA741，$R_1 = R_2 =$

$10k\Omega$，$R_F = 100k\Omega$，$U = 12V$。

（2）将低频毫伏级的交流信号加到输入端，输出端接示波器。

（3）逐渐加大输入信号，观察示波器，使在示波器上的波形最大且不失真。用示波器或交流毫伏表测量输出电压 u_O。

（4）保持输入信号不变，将其直接接入示波器。用示波器或交流毫伏表测量输入电压 u_I。

（5）输入信号和输出信号也可同时接入双踪示波器的两个输入通道。在示波器上同时观察输入信号和输出信号，用示波器或交流毫伏表测量输入电压 u_I 和输出电压 u_O。

（6）计算放大倍数 $A_{uf} = \dfrac{u_O}{u_I}$，并与理论值进行比较。

（7）输入信号也可采用直流信号，请实验者自行完成测试。

2．同相比例运算放大器

（1）按图 12-3 连接电路，其中各元器件参考型号及参数为：集成运放 μA741，$R_1 = 10k\Omega$，$R_2 = R_F = 9.1k\Omega$，$U = 12V$。重复实验步骤"1"中（2）～（6）。

（2）将 R_F 短路或将 R_1 断路，重复实验步骤"1"中（2）～（4），观察输入电压 u_I 和输出电压 u_O 的关系。

3．反相加法放大器　按图 12-4 连接电路，其中各元器件参考型号及参数为：集成运放 μA741，$R_1 = R_3 = 10k\Omega$，$R_2 = 50k\Omega$，$R_F = 100k\Omega$，$U = 12V$。重复实验步骤"1"中（2）～（4），并将测得的输出电压 u_O 与理论值进行比较。

4．差分运算放大器　按图 12-5 连接电路，其中各元器件参考型号及参数为：集成运放 μA741，$R_1 = R_2 = 10k\Omega$，$R_F = R_3 = 100k\Omega$，$U = 12V$。重复实验步骤"1"中（2）～（4），并将测得的输出电压 u_O 与理论值进行比较。

5．积分运算放大器

（1）按图 12-6（a）连接电路，其中各元器件参考型号及参数为：集成运放 μA741，$R_1 = 10k\Omega$，$R_2 = R_F = 9.1k\Omega$，$C_F = 10\mu F$，$U = 12V$。

（2）输入正弦波信号，频率为 100Hz，有效值为 2V，用示波器观察输入信号 u_I 和输出信号 u_O 的波形，并测量输出电压 u_O。

（3）将输入信号 u_I 变为方波，频率为 100Hz，幅值为 $\pm 2V$，用示波器观察输入信号 u_I 和输出信号 u_O 的波形，并测量输出电压 u_O。

6．微分运算放大器

（1）按图 12-8（a）连接电路，其中各元器件参考型号及参数为：集成运放 μA741，$R_1 = 20k\Omega$，$R_2 = R_F = 9.1k\Omega$，$C_1 = 0.22\mu F$，$C_2 = 10\mu F$，稳压二极管电压 $U_{D_Z} = \pm 6V$，$U = 12V$。

（2）输入正弦波信号，频率为 160Hz，有效值为 1V，用示波器观察输入信号 u_I 和输出信号 u_O 的波形，并测量输出电压 u_O。

（3）改变正弦波频率（20～400Hz），观察 u_I 与 u_O 的相位、幅值变化情况并记录。

（4）将输入信号 u_I 变为方波，频率为 300Hz，幅值为 $\pm 5V$，用示波器观察输入信号 u_I 和输出信号 u_O 的波形，并测量输出电压 u_O；改变方波频率，观察 u_I 与 u_O 的相位、幅值变化情况并记录。

7. 积分 - 微分运算放大器

（1）按图 12-9 连接电路，其中各元器件参考型号及参数为：集成运放 μA741，$R_1 = R_2 = R_4 = R_F = 10\text{k}\Omega$，$R_3 = 100\text{k}\Omega$，$C_F = 0.1\mu\text{F}$，$C_1 = 0.22\mu\text{F}$，$U = 12\text{V}$。

（2）输入信号方波信号，频率 200Hz，幅值为 ±5V，用示波器观察 u_I，u_{O1} 与 u_{O2} 波形并记录。

（3）改变输入信号方波的频率为 500Hz，用示波器观察 u_I，u_{O1} 与 u_{O2} 波形并记录。

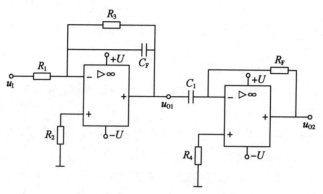

图 12-9　积分 - 微分运算放大器

【注意事项】

1. 注意集成运放各引脚分布，请勿连接错误，烧坏芯片。

2. 注意输入电压不得超出集成运放所允许的共模输入电压范围，以免出现"阻塞"现象。

【思考题】

1. 同相比例运算放大器和反相比例运算放大器的电路各有什么特点？

2. 通过实验发现，当输入信号电压过大时，输入信号有可能失真，试说明原因。

3. 试分析积分与微分运算放大器的输入和输出电压的运算关系。

4. 如何避免集成运放电路的自激振荡，提高电路的稳定性？

（张　宇）

实验十三　功率放大电路

【实验目的】

1. 掌握 OTL 功率放大电路的结构、工作原理。
2. 掌握 OTL 功率放大电路的调试及主要性能指标的测试方法。
3. 熟悉集成功率放大电路的结构与调试。
4. 了解功率放大电路的静态工作点设置对输出波形的影响及处理方法。

【实验器材】

模拟电子实验箱 1 个；信号发生器、交流毫伏表、示波器、万用电表各 1 台。

【实验原理】

在医用电子仪器中，往往要求放大器的输出级能够输出一定的功率，以驱动负载。所带负载主要是记录装置中描笔偏转线圈或伺服电机及各种自动分析仪器中继电器和电磁铁线圈。把能够向负载提供足够信号功率的放大器称为功率放大器。

功率放大电路与电压放大电路主要区别在于功率放大电路要求电路向负载提供足够大的输出功率。设计电路时，主要考虑功率放大电路具有足够的输出功率和较高的效率，并尽可能减小电路输出波形的非线性失真。从功率放大电路的特点出发，功率放大电路的具体电路结构有变压器耦合推挽式功率放大电路、直接耦合互补对称式功率放大电路等。随着集成化器件的发展和运用，电路结构形式倾向于采用无输出变压器直接耦合的功率放大电路。

1. 简单的互补对称功率放大电路　一种单电源供电的 OTL 甲乙类互补对称功率放大电路如图 13-1 所示。静态时，电路中三极管 T_2、T_3 的集电极电流均等于零或接近零，此时两管的集电极和发射极间的电压分别为 $u_{CE2} = \dfrac{U_{CC}}{2}, u_{CE3} = -\dfrac{U_{CC}}{2}$，两三极管发射极处的电压为 $\dfrac{U_{CC}}{2}$。

其中由半导体三极管 T_1 组成推动级（也称前置放大级），T_2、T_3 是一对参数对称的 NPN 和 PNP 型半导体三极管，它们组成互补对称 OTL 功放电路。由于每一根管子都接成射极输出器形式，因此具有输出电阻低，携带负载能力强等优点，适合于作功率输出级。

T_1 管工作于甲类状态，它的集电极电流 I_{C1} 由电位器 R_{W1} 进行调节。I_{C1} 的一部分流经电位器 R_{W2} 及二极管 D，给 T_2、T_3 提供偏压。调节 R_{W2}，可以使 T_2、T_3 得到合适的静态电流而工作于甲乙类状态，以克服交越失真。静态时要求输出端中点 A 的电位 $V_A = \dfrac{U_{CC}}{2}$，可以通过调节 R_{W1} 来实现，又由于 R_{W1} 的一端接在 A 点，因此在电路中引入交、直流电压并联负反馈，一方面能够稳定放大器的静态工作点，同时也改善了非线性失真。当输入正弦交流信号 u_i 时，经 T_1 放大、反相后同时作用于 T_2、T_3 的基极，u_i 的负半周使 T_2 管导通，T_3 管截

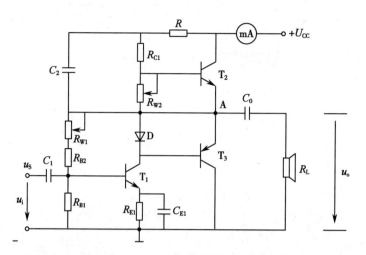

图13-1 OTL甲乙类互补对称功率放大器

止,有电流通过负载 R_L(一般用喇叭作为负载 R_L),电源 $+U_{CC}$ 通过 T_2 和 R_L 向电容 C_0 充电,在 u_i 的正半周,T_3 导通,T_2 截止,电容器 C_0 起着电源的作用,通过 T_3 向负载 R_L 放电,这样在 R_L 上就得到完整的正弦波。

C_2 和 R 构成自举电路,用于提高输出电压正半周的幅度,以得到大的动态范围。

OTL 电路的主要参数及计算:

(1)电路的最大输出功率 P_{om}:在理想极限(输出不失真)情况下,OTL 功率放大器的最大输出电压幅值 $U_{om} = \dfrac{U_{CC}}{2}$,最大输出电流幅值 $I_{om} = \dfrac{U_{om}}{R_L} = \dfrac{U_{CC}}{2R_L}$,则最大输出功率为

$$P_{om} = \frac{U_{om}}{\sqrt{2}} \cdot \frac{I_{om}}{\sqrt{2}} = \frac{1}{2} \cdot \frac{U_{om}^2}{R_L} = \frac{1}{8} \cdot \frac{U_{CC}^2}{R_L}$$

在实际测量时,电路的最大输出功率可通过测量负载 R_L 两端的电压和电流的有效值来求得

$$P_{o测} = U_o I_o = \frac{U_o^2}{R_L}$$

(U_o 和 I_o 为负载两端电压、电流的有效值)

(2)直流电源提供的功率 P_E:由于一个周期内功放管 T_2、T_3 轮流导通,所以每个电源只提供半个周期电流,只在半个周期内提供功率。理论证明,在理想极限情况下,直流电源提供的总平均功率为

$$P_E = U_{CC} \times \frac{\int_0^\pi I_{om} \sin(\omega t)}{2\pi} = \frac{1}{2\pi} \cdot \frac{U_{CC}^2}{R_L}$$

实际测量中,可将直流电流表串入供电电路中,在不失真的输出电压下,电流表指示值 I_{CO} 与供电电压 U_{CC} 的乘积即为 P_E,即

$$P_E = U_{CC} I_{CO}$$

(3)OTL 功率放大器的效率:

$$\eta = \frac{P_{om}}{P_E} \approx \frac{U_{CC}^2}{8R_L} \times \frac{2\pi R_L}{U_{CC}^2} = \frac{\pi}{4} \times 100\% = 78.5\%$$

实验测量时放大器的效率为

$$\eta_{实验} = \frac{U_o^2}{U_{CC}I_{CO}R_L}\%$$

2．集成功率放大电路　集成功率放大器具有输出功率大、体积小、使用方便等优点。依据用途有通用型和专用型两种。由于集成工艺限制或电路调节技术指标需要，可在放大器的外围接入相关元件。以集成功率放大器（如 LM386）为基础的典型电路结构如图 13-2 所示，C_1、C_3 阻止交流干扰信号通过电源耦合到电路各级；R_1、C_5 串联构成校正网络，用来进行相位补偿，以消除高频自激振荡，C_4 为电路输出电容。

LM386 的外形和引脚图如图 13-3 所示。2 脚为反相输入端，3 脚为同相输入端，5 脚为输出端，6 脚和 4 脚分别接正电源和接地，1 脚和 8 脚为电压增益设定端，使用时在 7 脚和地之间接旁路电容，其值通常取 $10\mu F$。

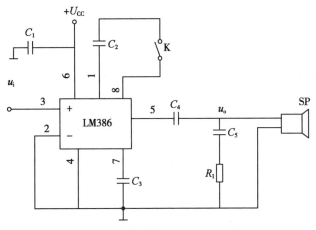

图 13-2　集成功放 LM386 电路

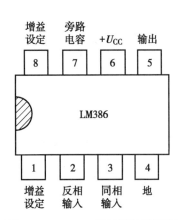

图 13-3　LM386 的外形和引脚图

集成功放 LM386 电路工作原理分析如下：

（1）K 断开时，器件 1、8 引脚开路，集成功率放大器电压放大倍数 $A_u \approx 20$ 倍（即 26dB），改变输入信号大小可调节扬声器的音量。电路静态时，输出电容 C_4 上的电压为 $\frac{U_{CC}}{2}$，放大器的最大不失真输出电压的峰 - 峰值约为电源电压 U_{CC}。设扬声器电阻为 R_L，电路最大输出功率为

$$P_{om} \approx \frac{\left(\dfrac{U_{CC}}{2\sqrt{2}}\right)^2}{R_L} = \frac{U_{CC}^2}{8R_L}$$

（2）K 闭合时，由于器件 1、8 引脚闭合，电容 C_2 在交流通路中短路，集成功率放大器电压放大倍数为 $A_u \approx 200$ 倍（即 40dB）。如果在 1、8 之间接入不同阻值的电阻，即可得到 20～200 倍的电压增益。接入电阻时必须与一个大电容串联，即 1、8 两端之间接入的元件不能改变放大电路的直流通路。输入信号大小可调节扬声器的音量。电路静态时，输出电容 C_4 上的电压为 $\frac{U_{CC}}{2}$，放大器的最大不失真输出电压的峰 - 峰值约为电源电压 U_{CC}。设扬声器电阻为 R_L，则电路最大输出功率为

$$P_{omax} \approx \frac{\left(\dfrac{U_{CC}}{2\sqrt{2}}\right)^2}{R_L} = \frac{U_{CC}^2}{8R_L}$$

【实验步骤】

1．用万用表测试 T_1、T_2、T_3 的好坏，按图 13-1 连接电路。各元件参考参数如下：$C_1 = 10\mu F$，$C_2 = C_{E1} = 100\mu F$，$C_0 = 220\mu F$，$R = 510k\Omega$，$R_{B1} = 47k\Omega$，$R_{B2} = 27k\Omega$，$R_{C1} = 680\Omega$，$R_{E1} = 100\Omega$，$R_{w1} = 10k\Omega$，$R_{w2} = 1k\Omega$，$U_{CC} = 6V$。

2．调节静态工作点　打开系统电源，在没有交流信号输入的情况下（即 $u_i = 0$），调节电位器 R_{W1}，用万用表测量 A 点电位，使中点 A 的电位等于 $\dfrac{U_{CC}}{2}$。

3．动态测试

（1）测量功率：在电路输入端加入 $u_i = 1V$，$f = 1kHz$ 的正弦信号，用示波器观察负载两端的输出波形。逐步增大输入信号幅度，直到刚好使输出波形正负半周同时出现削顶失真为止，此时的输出电压为最大不失真输出，记录数据，并计算最大不失真输出功率及效率。

（2）保持最大不失真输出电压不变，接入负载 R_L，测量并计算最大不失真输出功率及效率。

（3）改变电源电压，记录数据并计算最大不失真输出功率及效率，观察电源电压变化对放大器电路的影响。

4．集成功率放大电路　参照图 13-2 及简单互补对称功率放大电路实验内容与步骤设计并完成测试。图中各元件参考参数如下：$C_1 = C_5 = 0.1\mu F$，$C_2 = C_3 = 10\mu F$，$C_4 = 220\mu F$，$R_1 = 4.7k\Omega$，$U_{CC} = 5 \sim 12V$。

【注意事项】

1．在整个测试过程中，电路不应有自激现象。

2．在调整 R_{W2} 时，要注意旋转方向，不要调得过大，更不能开路，以免损坏输出管。

3．测量最大不失真输出电压 U_{om} 时，一定使输入电压 u_i 置最小，然后逐渐缓慢增大。

【思考题】

1．为什么要调整中点电压？

2．实验电路中二极管的作用是什么？若有一只二极管接反，会产生什么样的结果？

3．电路中电位器 R_{W2} 如果开路或短路，对电路工作有何影响？

4．分析 R_L 对各参数的影响。

5．如电路有自激现象，应如何消除？

（陆政玲）

实验十四　常用波形发生器

【实验目的】

1. 掌握 RC 正弦波振荡器、矩形波和三角波发生电路的基本构成和工作原理。

2. 学会制作以集成运算放大器为主要元件的文氏桥正弦波振荡器、矩形波和三角波发生电路。

3. 熟悉测量常用波形发生器输出信号频率的基本方法。

【实验器材】

直流稳压电源、示波器各 1 台；集成运算放大器、电位器各 1 只；电阻、电容及导线若干。

【实验原理】

用于波形发生的振荡器在医学仪器中有着广泛的应用。在超声成像设备中，通过振荡器产生高频高压电信号加在超声探头（内含压电晶体）上来产生超声波，从而实现超声的发射；在磁共振成像设备中，通过发射系统的射频振荡器产生射频信号来激发人体产生磁共振信号，再通过接收系统接收磁共振信号，从而实现磁共振成像。本实验针对的是正弦波、矩形波和三角波的发生电路的制作与产生波形的频率测量。

1. RC 正弦波振荡器　RC 正弦波振荡器是由作为正反馈电路的 RC 选频电路和放大电路所组成。若振荡器中放大电路的增益为 A，反馈电路的反馈系数为 F，则振荡器振荡的条件是：①振幅条件：$AF \geqslant 1$；②位相条件：反馈信号和输入信号的位相差 $\varphi = 2n\pi$（$n = 0, 1, 2\cdots$），即为正反馈。

文氏桥振荡器是由 RC 串 - 并联选频电路与同相比例运算放大器所组成的正弦波振荡器。其电路如图 14-1 所示。

先来看一下文氏桥振荡器振幅条件：图中同相放大器的放大倍数 $A = 1 + R_3/R_4$，根据 RC 串 - 并联电路的频率特性，当特征频率为 f_0 时，其作为振荡器反馈电路的反馈系数 F 最大，其值为 1/3。这就意味着只要同相放大器的放大倍数 $A \geqslant 3$，就能满足振幅平衡条件 $AF \geqslant 1$。此时有：$1 + R_3/R_4 \geqslant 3$，即 $R_3 \geqslant 2R_4$。也就是说，放大器中的 R_4 和负反馈电阻 R_3 满足这一关系

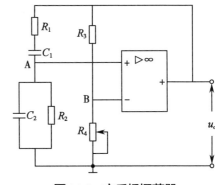

图 14-1　文氏桥振荡器

时，振荡器就可以满足振幅条件。再看一下相位条件：当 RC 串 - 并联选频电路在特征频率 f_0 时，选频电路输入和输出两端同位相。又因分别连接的是同相放大器的输出和输入端，因此构成正反馈，满足相位条件。此时，振荡器的振荡频率为 $f = f_0 = 1/(2\pi RC)$。

2. 矩形波发生电路　图 14-2 电路是以集成运放为核心元件的矩形波发生电路，它由反

相输入滞回比较器和 RC 电路组成。RC 回路既作为延迟环节，又作为反馈回路。通过 RC 电路的充、放电来实现输出状态的转换。

调节电位器 R_W，可以改变 RC 回路充电、放电的时间，即可以改变输出波形的占空比 q。如果令 $q=0.5$，即充电、放电路径相同，就可以获得矩形波发生电路。

电路振荡频率为

$$f_0 = \frac{1}{(2R_3 + R_W) C \ln(1 + \dfrac{2R_1}{R_2})}$$

矩形波幅值为

$$U_{om} = U_Z$$

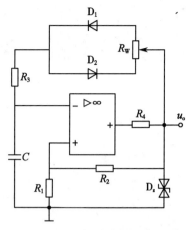

图 14-2　矩形波发生电路

3. 三角波发生电路　图 14-3 电路是以集成运放为核心元件的三角波发生电路。它由同相滞回比较器和积分运算电路组成，二者的输出互为另一个电路的输入。同相滞回比较器输出矩形波，经积分电路积分可得三角波，三角波又触发比较器翻转输出矩形波，所以该电路又称三角波 - 矩形波发生电路。

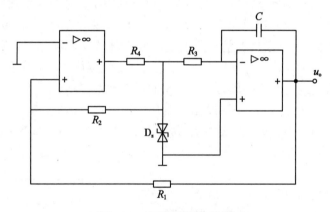

图 14-3　三角波发生电路

电路振荡频率为

$$f_0 = \frac{R_2}{4R_1 R_3 C}$$

三角波幅值为

$$U_{om} = \frac{R_1}{R_2} U_Z$$

【实验步骤】

1. 文氏桥振荡器

（1）按图 14-1 连接电路，将电路输出 u_o 接示波器的输入端，接通 ±12V 电源。参考元件参数：$R_1 = R_2 = R_3 = 15k\Omega$；$R_4 = 10k\Omega$；$C_1 = C_2 = 3\,300pF$；集成运放可选 μA741（引脚排列和相关参数可参考实验十二）。

（2）通过调节电位器来调节 R_4 的值，用示波器观察输出波形，直到振荡器满足了幅度条件而出现较理想的正弦波形。

（3）在示波器上测量波形的振荡频率，并将其与理论计算值 $f=1/(2\pi RC)$ 进行比较，计算相对误差。

（4）讨论比较的结果，分析产生误差的原因。

（5）改变 R、C 的值重复上述步骤，进一步验证振荡频率与 R、C 值的关系。

2．矩形波发生电路

（1）按图 14-2 连接电路，接通 ±12V 电源。参考元件参数：$R_1=R_2=R_3=10k\Omega$；$R_4=2k\Omega$；$R_W=47k\Omega$；$C_1=C_2=0.01\mu F$；集成运放可选 μA741；Dz 为 ±6V 的稳压管。

（2）调节电位器 R_W，用示波器观察输出波形 u_o 的幅值及频率变化情况，记录下来。

（3）将电位器调至中心位置，使电路输出矩形波，用示波器测量矩形波发生电路的振荡频率 f_0，记录下来。

3．三角波发生电路

（1）按图 14-3 连接电路，接通 ±12V 电源。参考元件参数：$R_1=10k\Omega$；$R_2=20k\Omega$；$R_3=2.7k\Omega$；$R_4=2k\Omega$；$C=0.022\mu F$；集成运放可选 μA741；Dz 为 ±6V 的稳压管。

（2）用示波器观察 u_{o1} 和 u_o 的输出波形并画出，分别测量它们的幅值 U_{o1}、U_o 及振荡频率 f_0，记入表 14-1。

表 14-1　三角波发生电路实验数据表

U_{o1}/V	U_o/V	f_0/kHz	u_{o1} 波形	u_o 波形

【注意事项】

1．要保证在示波器上能够观察到输出的理想波形，注意随时调整示波器的"扫描频率""同步"和"幅度增益"等旋钮。

2．在调节图 14-1 实验电路时，需先使 R_4 处于最大值处，然后缓慢减小 R_4 值，直到输出理想的振荡波形。

3．图 14-2 电路中需要注意二极管与滑动变阻器接法。

4．连接图 14-3 电路时需要注意 R_3、R_4 与 D_z 连接方式，R_3 左侧为同相滞回比较器，R_4 右侧为积分运算电路。

【思考题】

1．如果图 14-1 中 R_3 阻值为 15kΩ，此时恰好能输出正弦波，那么电位器 R_4 的阻值应为多少？

2．实验电路中既有正反馈回路也有负反馈回路，指出它们分别由哪些元件组成，两种回路各自起什么作用？

3．若要构成锯齿波发生电路，应在三角波发生电路的基础上作何改动？

4．试讨论电路参数的变化对图 14-2、图 14-3 电路中输出波形频率及幅值的影响。

（王晨光）

实验十五　直流稳压电源

一、整流电路和滤波电路

【实验目的】

1. 掌握单相半波整流、单相桥式整流和倍压整流电路的结构和工作原理。
2. 掌握电容器 C 滤波和 π 型滤波电路的工作原理。

【实验器材】

示波器、变压器、交流毫伏表、万用电表各 1 台；整流二极管 4 只；滤波电容、负载电阻各 1 只。

【实验原理】

在医学影像设备中直流电源作为能量的供给装置，其主要作用是把交流电变成直流电，并将稳定的输出电压供给设备使用，电源的整体性能将影响着设备工作的稳定性与可靠性。通常直流电源由整流电路、滤波电路和稳压电路三部分组成。

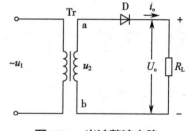

图 15-1　半波整流电路

1. 整流电路　整流主要是利用二极管的单向导电性，把交流电转换成脉动直流电的过程。医学仪器中应用较多的整流电路有半波整流、桥式整流和倍压整流电路。

（1）单相半波整流电路：图 15-1 是单相半波整流电路。它是最简单的整流电路。设电源变压器副绕组输出的交流电压为

$$u_2 = \sqrt{2}U_2 \sin \omega t \tag{15-1}$$

图 15-2 是单相半波整流电路的输入输出波形。在负载上得到的是单方向大小变化的整流电压，称单向脉动电压。

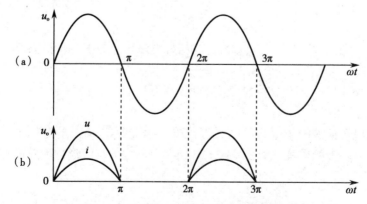

图 15-2　半波整流输入输出波形示意图

输出直流电压 U_o 是整流电路输出电压 u_o 在一个周期内的平均值,即

$$U_\text{o} = \frac{1}{2\pi} \int_0^{2\pi} U_\text{m} \sin \omega t \, \mathrm{d}(\omega t) \tag{15-2}$$

对于单相半波整流电路,交流电在一个周期里只有半个周期有电流通过负载,所以求解 U_o 就是求在 $0 \sim 2\pi$ 段时间里的电压平均值,即

$$U_\text{o} = \frac{1}{2\pi} \int_0^{2\pi} u_0 \, \mathrm{d}(\omega t) = \frac{1}{2\pi} \int_0^{\pi} \sqrt{2} U_2 \sin(\omega t) \, \mathrm{d}(\omega t) = \frac{\sqrt{2} U_2}{\pi} \approx 0.45 U_2 \tag{15-3}$$

上式说明在单相半波整流电路中,输出直流电压 U_o 等于变压器副边电压有效值 U_2 的 0.45 倍。

单相半波整流电路输出电流的平均值为

$$I_\text{o} = \frac{0.45 U_2}{R_\text{L}} \tag{15-4}$$

(2) 单相桥式整流电路:单相半波整流电路只利用了电源的半个周期,整流电压的脉动程度较大,且对电源的利用效率较低,为了克服这些缺点,常采用全波整流电路。单相桥式整流电路是最常用的全波整流电路,如图 15-3 所示,由四个二极管组成对称的电桥形式,故称桥式整流。

在图 15-3 中,设电源变压器副边电压 $u_2 = \sqrt{2} U_2 \sin \omega t$,在 u_2 的正半周,其极性为上正下负,即 a 端电位高于 b 端,二极管 D_1 和 D_3 因承受正向电压导通,二极管 D_2 和 D_4 因承受反向电压截止,电流 i_1 的通路是 $a \to D_1 \to R_\text{L} \to D_3 \to b$。这时负载电阻 R_L 上得到一个半波电压,如图 15-4(b)中的 $0 \sim \pi$ 段所示波形。

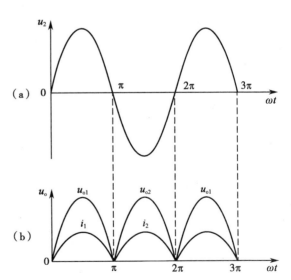

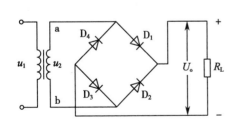

图 15-3　桥式整流电路　　　图 15-4　单相桥式整流电路的输入、输出波形

在 u_2 的负半周,其极性为上负下正,即 b 端电位高于 a 端电位。因此,D_1 和 D_3 承受反向电压截止,D_2 和 D_4 因承受正向电压而导通,电流 i_2 的通路是 $b \to D_2 \to R_\text{L} \to D_4 \to a$。同样在负载电阻上得到一个半波电压,如图 15-4(b)中 $\pi \sim 2\pi$ 段波形。由于四个整流二极管的参数基本一致,所以 $i_1 = i_2$,$u_{\text{o}1} = u_{\text{o}2} = u_\text{o}$。

可见，在交流电压 u_2 的一个周期内，二极管 D_1、D_3 和 D_2、D_4 轮流导通与截止，在负载电阻 R_L 上就得到了一个单方向的脉动电压和电流。该电路输出的电压平均值为

$$U_o = \frac{1}{2\pi}\int_0^{2\pi} u_2 \mathrm{d}(\omega t) = \frac{1}{2\pi}\int_0^{2\pi}\sqrt{2}U_2 \sin \mathrm{d}(\omega t) \approx 0.9U_2 \tag{15-5}$$

输出电流的平均值为

$$I_o = \frac{U_o}{R_L} \approx \frac{0.9U_2}{R_L} \tag{15-6}$$

每个二极管所承受的最大反向电压为 $\sqrt{2}U_2$，通过每个二极管的电流为负载电流 I_o 的一半。

（3）倍压整流电路：在一些需用高电压、小电流的地方，常常使用倍压整流电路。倍压整流电路的作用有两个：第一是整流，将交流电转换成为直流电；第二是使输出电压成倍地增加。其原理是电源分别对电容器充电，然后将电容器上的电压顺极性串联起来，从而在输出端得到高出电源变压器副边电压若干倍的直流电压。

图 15-5 所示电路是二倍压整流电路。当变压器副边电压 u_2 为正半周时，其极性上正下负，二极管 D_1 导通，D_2 截止。电流通路是 $a \rightarrow C_1 \rightarrow D_1 \rightarrow b$，这个电流对电容器 C_1 充电。在理想情况下，电容器 C_1 被充电至 u_2 的峰值，即 $U_{C1} = \sqrt{2}U_2$。当变压器副边电压 u_2 为负半周时，其极性上负下正，电容器 C_1 上的电压和变压器副边电压相加，组成了一个"新电源"，其电压是 $(U_{C1} + u_2)$，这个"新电源"通过二极管 D_2 给电容器 C_2 充电，可使电容器 C_2 的电压充电至 $2\sqrt{2}U_2$。负载电阻 R_L 和电容器

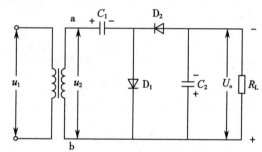

图 15-5　二倍压整流电路

C_2 并联，所以 R_L 两端的电压也是 $U_o = 2\sqrt{2}U_2$。因此电路实现了"倍压"和"整流"双重作用。

实际的倍压整流电路，由于电容器 C_2 不断通过负载电阻 R_L 放电，电容器 C_1 不断地给 C_2 充电，所以负载电阻 R_L 上的电压 U_o 比理论计算值 $2\sqrt{2}U_2$ 要小一些。负载电阻 R_L 越大，输出电流越小，输出电压 U_o 越接近理论值。所以倍压整流电路适用于高电压、小电流（大负载电阻）的负载。

另外，由于电容器不断通过 R_L 放电，电源又给电容器补充电能（充电），所以输出的直流电压中有一定的脉动成分。

根据二倍压的工作原理，只要在电路中接入更多的二极管和电容器，并将各个电容器按电压相加的原则串联起来，即可得到所需多倍于输入电压的直流电压。

2. 滤波电路　整流电路之后要加滤波电路，用以滤掉脉动直流电压中的交流成分，以改善输出电压的脉动程度。

电容器滤波电路如图 15-6 所示，简称 C 滤波。电路中的滤波电容器 C 与负载电阻 R_L 并联。当变压器副边的交流电压 u_2 在正半周时，二极管 D_1 和 D_3 导通，电源给负载 R_L 供电，同时又给电容器 C 充电，如果忽略二极管的管压降，则充电电压 u_c 与上升的变压器副边电压 u_2 相等，如图 15-7 中的 0m 段波形所示。电源变压器副边电压 u_2 在 m 点处达到最大值，

u_c 也达到最大值。然后 u_2 和 u_c 都开始下降，u_2 按正弦规律下降，而 u_c 则按指数规律下降，在 n 点之后，$u_2 < u_c$，二极管 D_1 和 D_3 承受反向电压而截止，电容器对负载电阻 R_L 放电，u_c 按放电曲线 nh 下降，直到 u_2 的负半周 $|u_2| > u_c$ 时，二极管 D_2 和 D_4 导通，电容器再次被充电。

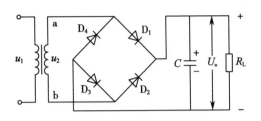

图 15-6　电容器滤波电路

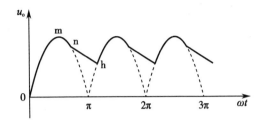

图 15-7　电容器滤波电路的波形

由以上分析可知，整流电路加上滤波电容器后，当二极管导通时，滤波电容器将能量储存在电场中，在二极管截止期间又将储存的能量释放出来，使流过负载电阻的电流没有因 u_2 的下降而变小，负载上的电流和电压的波形比较平滑，减小了输出电压脉动程度。

另外，电容器滤波还增大了输出电压。从图 15-7 可见，输出电压曲线包围的面积比没有滤波电容器时电压曲线所包围的面积更大，说明输出电压的平均值增大了。这时输出电压平均值可用下式近似估算：

$$U_o = \sqrt{2}U_2\left(1 - \frac{T}{4R_L C}\right) \tag{15-7}$$

式中 T 为电源电压的周期。

从式（15-7）可以看出，当负载开路时，即 $R_L = \infty$，输出电压最大，其值为 $\sqrt{2}U_2$。在实际电路中，为了获得较好的滤波效果，滤波电容器应满足

$$R_L C = \frac{1}{2}(3-5)T \tag{15-8}$$

的条件，这时输出电压的平均值为

$$U_o \approx 1.2U_2 \tag{15-9}$$

实际电路还有电感滤波电路和 π 型滤波电路，图 15-8 为 RC-π 型滤波电路，整流输出电压经过滤波电容 C_1 将大部分的交流成分滤除，再经过 C_2 和 R 构成的滤波电路，进一步对交流成分进行滤除，RC-π 型滤波适用于对电源稳定性要求高，小电流负载电路。

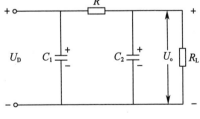

图 15-8　π 型滤波电路

【实验步骤】

1. 单相半波整流电路　图 15-1 电路中，R_L 是负载电阻，它决定负载电流的大小。电流过大会烧坏整流电路，所以 R_L 阻值不能太小。本实验二极管 D 可选 1N4007，R_L 建议选用 10kΩ 以上的电阻作为负载电阻。

（1）按照图 15-1 连接电路。如果变压器次级输出电压种类较多，选择一个较低的输出电压（例如 9V），实验比较安全，不易损坏设备。

（2）用示波器观测 u_2、U_o 的波形。

（3）测 u_2、U_o 的大小，并和理论值比较。注意：u_2 是交流电压的有效值，测量时必须用万用表的交流电压挡；U_o 是直流电压，必须用直流电压挡来测量。

（4）用交流毫伏表测 U_o 的交流分量。

2．单相桥式整流电路

（1）按照图 15-3 连接电路。整流二极管 $D_1 \sim D_4$ 可选 1N4007。实验前应该按照电路原理认真检查电路，防止接错，烧坏变压器。

（2）用示波器观测 u_2、U_o 的波形。

（3）测 u_2、U_o 的大小并和理论值比较。

（4）用交流毫伏表测 U_o 的交流分量。

3．二倍压整流电路

（1）按照图 15-5 连接电路。整流二极管 D_1、D_2 可选 1N4007；变压器次级输出电压选择较低电压，例如 9V；电容器选择 $10 \sim 47\mu F$ 之间且耐压值为 50V 左右的电容器；负载电阻选择 $10k\Omega$ 以上。

（2）用示波器观测 u_2、U_o 的波形。

（3）测 u_2、U_o 的大小并和理论值比较。

（4）用交流毫伏表测 U_o 的交流分量。

4．电容器滤波电路

（1）按照图 15-6 连接电路，电路参数可以根据式（15-8）选取。

（2）测量并比较两种容量不同电容器（例如 $10 \sim 470\mu F$）的负载波形以及负载上的交流分量和直流电压，分析大小两种电容器的滤波效果。

5．π 型滤波电路

（1）按照图 15-8 连接电路。U_D 可以是半波整流后输出的电压，也可以是桥式整流后输出的电压。

（2）电容 C_1、C_2 可取 $47\mu F$，电阻 R 可选取 10Ω、100Ω 或 $1k\Omega$ 几种，研究不同电阻情况下的波形变化、负载的交流分量和直流电压。

【注意事项】

该实验电流较大，特别是整流二极管接反时电流是正常值的几十倍，会烧坏电子元件或变压器，所以接好电路后要反复检查。可以在不通电的情况下，用万用表的电阻挡（较高挡位，例如 ×10K 挡）测整流电路的输入电阻（测量时断开变压器次级线圈）来判断所连接的电路是否短路。

【思考题】

1．比较半波、桥式、倍压这三种整流电路负载上交流成分的大小。

2．比较电容器滤波和 π 型滤波这两种电路的滤波效果和负载上电压是否相同。

3．比较三种整流电路中二极管承受的反向电压。

（杨海波）

二、稳 压 电 路

【实验目的】

1．掌握使用分立元件与集成电路设计和测量直流稳压电源的方法。

2．熟悉二极管稳压电路、串联型稳压电路、三端式固定稳压电路和三端式可调稳压电路的结构、原理、性能。

3．进一步学会检查、分析电路故障的基本方法。

【实验器材】

交流电源（0～30V 可调）、多用电表、交流电压表、直流电压表、直流电流表、示波器各一台；实验电路板一块；电子元器件及导线若干。

【实验原理】

电网供给的交流电经电源变压器、整流电路和滤波电路后得到了较为平滑的直流电。但当电网电压、负载、环境温度或电路参数发生变化时，其输出直流电压仍会不稳定，针对直流供电稳定性要求较高的场合，在滤波电路之后还需要设置稳压电路，以获得电压大小可调、稳压性能优良的直流电。

稳压电路技术指标分两种：一种是特性指标，包括允许的输入电压、输出电压、输出电流及输出电压调节范围等；另一种是质量指标，用来衡量输出直流电压的稳定程度，包括稳压系数（电压调整率）、输出电阻（电流调整率）及纹波电压等。

稳压系数 S：负载电流 I_o 和环境温度保持不变时，电路输入电压 U_I 的相对变化与由它所引起的 U_o 的相对变化的比值，即

$$S = \frac{\Delta U_o}{U_o} \Big/ \frac{\Delta U_I}{U_I} \qquad (15\text{-}10)$$

式中：U_o 是额定输出电压，U_I 为输入电压。

例如，若输入电压 $U_I = 220\text{V}$，当 U_I 在 $\pm 10\%$ 内变化时，稳压系数

$$S = \frac{\Delta U_o}{U_o} \Big/ \frac{\Delta U_I}{U_I} = \frac{\Delta U_o}{U_o} \Big/ \frac{(242 - 198)}{220} = \frac{5 \times \Delta U_o}{U_o}$$

输出电阻（也称电源内阻）r_o：输入电压 U_I 和环境温度保持不变时，由于负载电流 I_o 变化所引起的 U_o 变化的比值，即：

$$R_o = \frac{\Delta U_o}{\Delta I_o} \qquad (15\text{-}11)$$

纹波电压 $\tilde{U}_o$：稳压电源输出直流电压 U_o 上所叠加的交流分量。通常在 I_o 最大时，ΔU_o 也最大。该值可用交流毫伏表测量，也可用示波器测得。由于纹波电压不是正弦波，毫伏表的读数并不能代表纹波电压的有效值。实际应用中，常用示波器测量纹波的峰-峰值 U_{pp}，以便对不同的稳压电源进行比较。

稳压电路的种类很多，我们主要介绍由分立元件构成的稳压二极管稳压电路和串联型稳压电路以及由集成电路构成的固定式稳压电路和可调式稳压电路。

1．分立元件构成的稳压器

（1）稳压二极管稳压电路：稳压管稳压电路如图 15-9 所示，整流滤波后的脉动直流作为稳压电路的输入电压 U_I，稳压管 D_Z 与负载 R_L 并联，因此该电路也称为并联型稳压电路，R 为限流电阻。

稳压管稳压电路中的限流电阻在电流自动调节过程中起着重要作用。其阻值必须选择恰当，才能保证稳压电路

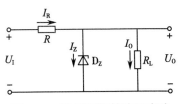

图 15-9 稳压二极管稳压电路

能在电网电压波动或负载变化时,更好地实现稳压功能。若限流电阻 R 的阻值过大,当负载电流 I_o 增大时,稳压二极管电流 I_Z 减小,稳压管有可能失去稳压作用;若限流电阻 R 的阻值过小,当负载 R_L 很大或开路时,I_Z 增大,稳压管可能因过流损坏。设稳压管允许的最大工作电流为 I_{Zmax},最小工作电流为 I_{Zmin};电网电压最大时整流输出电压为 U_{Imax},电网电压最小为 U_{Imin};负载电流最大值为 I_{omax},负载电流最小值为 I_{omin}。若要稳压管正常工作,必须满足以下关系:

1)当电网电压最高、负载电流最小时,I_Z 最大,即

$$I_{Zmax} = \frac{U_{Imax} - U_Z}{R} - I_{omin} \tag{15-12}$$

I_Z 不应超过允许的最大值,限流电阻有最小值

$$R_{min} = \frac{U_{Imax} - U_Z}{I_{Zmax} + I_{omin}} \tag{15-13}$$

2)当电网电压最低、负载电流最大时,I_Z 最小,即

$$I_{Zmin} = \frac{U_{Imin} - U_Z}{R} - I_{omax} \tag{15-14}$$

I_Z 不应低于其允许的最小值,限流电阻有最大值

$$R_{max} = \frac{U_{Imin} - U_Z}{I_{Zmin} + I_{omax}} \tag{15-15}$$

(2)串联型稳压电路:图 15-10 是由分立元件组成的串联型稳压电源的参考电路图。稳压部分由调整管 T_1;比较放大器 T_2、R_7;取样电路 R_1、R_2、R_W;基准电压 D_W、R_3;过流保护电路 T_3 管、电阻 R_4、R_5、R_6 组成。整个稳压电路是一个具有电压串联负反馈的闭环系统,由于在稳压电路中调整管与负载串联,因此,流过它的电流与负载电流一样大。当输出电流过大或发生短路时,调整管会因电流过大或电压过高而损坏,所以需要对调整管加以保护。在图 15-10 电路中,三极管 T_3 及电阻 R_4、R_5、R_6 组成减流型保护电路。此电路设计在 $I_{OP} = 1.2I_o$ 时开始起保护作用,此时输出电流减小,输出电压降低。故障排除后电路自动恢复正常工作。

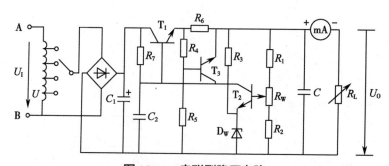

图 15-10　串联型稳压电路

2.集成稳压器　集成稳压电源芯片内有过流、过热及短路保护,使用安全可靠,加之接线简单、维护方便、价格低廉等优点,已被广泛应用。按照输出电压是否可调,集成稳压电路可分为固定式集成稳压器和可调式集成稳压器。固定式集成稳压器的输出电路是固定的、预先调整好的,使用中一般不需要进行调整。可调式集成稳压器可以通过接入少量的外围元件使输出电压在较大范围内进行调节,以适应不同需要。

（1）三端固定式集成稳压器：电子设备中经常使用三端式固定输出电压集成稳压电路，这类集成稳压电路输出电压固定且封装后只有三个引出端：输入端、输出端和公共端，故称三端固定式集成稳压器。固定式集成稳压器有正电压输出（CW78××）和负电压输出（CW79××）两个系列，型号后面的两位数字表示输出电压值，即输出端与公共端之间的电压值，常见的有 05、06、08、09、12、15、18、24 八种。内部电路为串连型线性直流稳压电路。

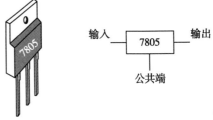

图 15-11　三端固定式集成稳压器外形和图形符号

三端固定式集成稳压器有多种封装形式（图 15-11），不同型号产品同一种封装引脚的作用不同，同一种产品不同的封装形式引脚作用也不同，例如对 TO-220 塑料封装，78×× 和 79×× 系列的引脚编号和定义如图 15-12（a）（b）所示；对金属壳封装，78×× 和 79×× 系列的引脚编号和定义如图 15-13（a）（b）所示。

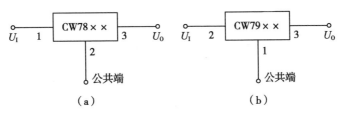

图 15-12　TO-220 封装引脚编号和定义

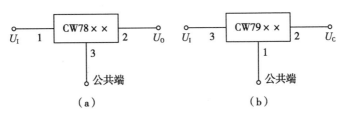

图 15-13　金属壳封装引脚编号和定义

（2）三端可调式集成稳压器：三端可调式集成稳压器分为正稳压（LM317）和负稳压（LM337）两个系列，产品的三个端子分别为：输入端、输出端和调整端。对 TO-220 塑料封装，LM317 和 LM337 系列的引脚编号和定义如图 15-14（a）（b）所示。

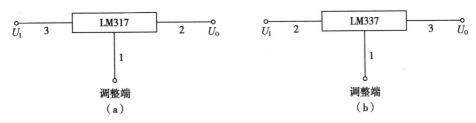

图 15-14　TO-220 封装引脚编号和定义

LM317 是应用最为广泛的电源集成电路之一，它不仅具有三端固定式稳压电路的最简单形式，又具备输出电压可调的特点。此外，还兼具调压范围宽、稳压性能好、噪声低、纹波抑制比高等优点。图 15-15 所示为 LM317 的典型应用电路，R_1、R_2 构成取样电阻；C_2 用于滤除 R_2 两端的纹波，使之不能经放大后从输出端输出。D_2 是保护二极管，一旦输入或输出发生短路故障，由 D_2 给 C_2 提供泄放回路，避免 C_2 经过 LM317 内部放电而损坏芯片。C_1 的作用是防止输出端产生自激振荡，D_1 起输入端短路保护作用。

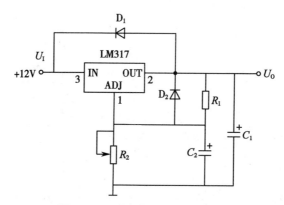

图 15-15　输出电压可调的电路

正常工作时，图 15-15 所示电路的输出电压可以由式（15-16）近似计算

$$U_o \approx 1.25 \times (1 + \frac{R_2}{R_1}) \tag{15-16}$$

【实验步骤】

1. 并联稳压电路

（1）如图 15-16 连接电路，电路中整流二极管可选 1N4001、稳压二极管 D_W 可选 1N4735、$C_2 = 1\,000\mu F$、$C_1 = 0.1\mu F$、$R_W = 100\Omega$、$R_2 = 20\Omega$、$R_p = 470\Omega$。调整交流变压器输出交流 12V，接入稳压二极管，改变 R_P 的阻值，观察输出电压的变化，并计算输出电阻 R_o。

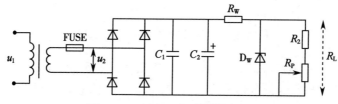

图 15-16　稳压二极管稳压电路

（2）使稳压电源处于空载状态，使电源电压波动 ±10% 左右。调整交流变压器输出 10～14V 变化。测量相应的输出电压变化 ΔU_o，计算稳压系数 S。

（3）用示波器观察输出电压纹波的峰 - 峰值 U_{pp}。

2. 串联型稳压电路

（1）按图 15-10 连接电路，整流二极管可选 1N4007、稳压二极管 D_W 可选 1N4735、三极管 T_1 可选 3DG12、T_2 和 T_3 可选 3DG6、$C_1 = 200\mu F$、$C_2 = 0.33\mu F$、$C = 0.01\mu F$、$R_1 = 510\Omega$、$R_2 = 1k\Omega$、$R_W = 1k\Omega$、$R_3 = 510\Omega$、$R_4 = 620\Omega$、$R_5 = 2.7k\Omega$、$R_6 = 30\Omega$、$R_6 = 1.5k\Omega$、$R_L = 200\Omega$。调整交流变压器输出交流电压为 16V，测量稳压器输入电压及输出电压。调节电位器 R_W，观察输出电压 U_o 的变化，若 U_o 跟随 R_W 线性变化，说明稳压电路基本工作正常。

（2）接入负载 R_L，并调节 R_L，使输出电流 $I_o=100\text{mA}$。调节电位器 R_W，测量输出电压可调范围。

（3）调整交流变压器使整流电路输入电压为 16V，调整负载 R_L，测量输出电压 U_o 和输出电流 I_o，并计算输出电阻 R_o。

（4）使稳压电源处于空载状态，使电源电压波动 ±10% 左右，调整交流变压器输出 14～18V 变化。测量相应的输出电压变化 ΔU_o，计算稳压系数 S。

（5）用示波器观察输出电压纹波的峰 - 峰值 U_{pp}。

3．三端固定式集成稳压器

（1）如图 15-17 连接电路，整流二极管可选 1N4001、$C_1=1\,000\mu\text{F}$、$C_2=0.1\mu\text{F}$、$C_3=0.1\mu\text{F}$、$R_1=330\Omega$、$R_2=20\Omega$、$R_p=470\Omega$。调整交流变压器输出交流 9V，改变 R_L 的阻值，观察输出电压的变化，并计算输出电阻 R_o。

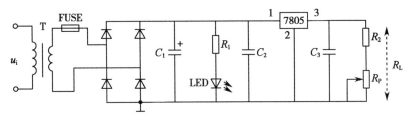

图 15-17　三端固定式集成稳压器

（2）使稳压电源处于空载状态，使电源电压波动 ±10% 左右。调整交流变压器输出 7～11V 变化。测量相应的输出电压变化 ΔU_o，计算稳压系数 S。

（3）用示波器观察输出电压纹波的峰 - 峰值 U_{pp}。

4．三端可调式集成稳压器

（1）按照图 15-15 所示连接电路。二极管 D_1 和 D_2 可选 1N4002、$C_1=100\mu\text{F}$、$C_2=10\mu\text{F}$、$R_1=120\Omega$、$R_2=2\text{k}\Omega$。LM317 最大输入电压 40V，输出 1.25～37V 可调最大输出电流 100mA。

（2）调整交流变压器输出电压使整流滤波后电压为 12V，改变 R_p 的阻值，观察输出电压的变化，并计算输出电阻 R_o。

（3）使稳压电源处于空载状态，使电源电压波动 ±10% 左右。调整交流变压器，使滤波输出电压在 10～14V 变化。测量相应的输出电压变化 ΔU_o，计算稳压系数 S。

（4）用示波器观察输出电压纹波的峰 - 峰值 U_{pp}。

【注意事项】

1．连接线路或者变换线路时一定要断开电源。

2．稳压二极管的极性不能接反。

3．注意三端集成稳压器的引脚分布，防止将输入、输出端接反。

【思考题】

1．在整流、滤波电路之后为什么还要设置稳压电路？

2．稳压二极管稳压电路中，如果限流电阻 $R=0$，还能有稳压作用吗？为什么？

3．如图 15-10 所示的串联型稳压电路中，哪个三极管的功耗最大？为什么？

（杨海波）

第三部分 数字电路

实验十六 门电路逻辑功能测试

【实验目的】

1. 掌握 TTL 系列、CMOS 系列门电路的逻辑功能。

2. 熟悉各种门电路参数的测试方法。

【实验器材】

数字电路实验箱、示波器、万用电表、信号发生器、直流稳压电源各一台；74LS20 四输入端二与非门、CC4071 二输入端四或门、74LS86 二输入端四异或门、74LS02 二输入端四或非门、74LS00 二输入端四与非门、74 LS125 三态门、74LS04 反相器各一片。

【实验原理】

1. 基本逻辑元件简介 逻辑门是数字逻辑电路的基本单元，是实现基本逻辑运算的电子电路。在数字逻辑电路中，逻辑门电路简称为"门"。逻辑门用电阻、电容、二极管、三极管等分立元件构成，成为分立元件门，将门电路的所有器件及连接导线制作在同一块半导体基片上，构成集成逻辑门电路。高、低电平可以分别代表逻辑上的"真"与"假"或二进制当中的"1"和"0"，从而实现逻辑运算。常见的逻辑门主要有"与"门、"或"门、"非"门、"与非"门、"异或"门等。

集成门电路按内部有源器件的不同可分为两大类：一类为双极型晶体管集成电路，主要有晶体管 TTL 逻辑、射极耦合逻辑 ECL 和集成注入逻辑 I^2L 等几种类型；另一类为单极型 MOS 集成电路，包括 NMOS、PMOS 和 CMOS 等几种类型。常用的是 TTL 和 CMOS 集成电路。TTL 集成门电路的工作电压为"5V±10%"，CMOS 集成门电路的 CC4000 系列芯片的工作电压为"3~18V"。由于制造工艺的改进，CMOS 电路的性能已超越 TTL 而成为占主导地位的逻辑器件。CMOS 电路的工作速度可与 TTL 相比较，而它的功耗（每门功耗为纳瓦级）和抗干扰能力（逻辑摆幅大，近似等于电源电压）远优于 TTL。几乎所有的超大规模存储器件，以及 PLD 器件都采用 CMOS 工艺制造，且费用较低。

2. 集成门电路的引脚识别 实验中使用的 TTL、CMOS 集成门电路是双列直插型，其引脚识别方法：将集成门电路正面正对自己，有缺口或有圆点的一端置向左方，左下方第一引脚即为引脚"1"，按逆时针方向数，依次为 1、2、3、4…，74LS00 内部构成如图 16-1 所示，其他芯片引脚

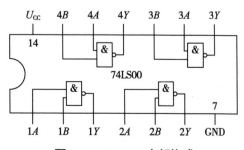

图 16-1 74LS00 内部构成

91

图请参考附录：部分常用数字集成电路的引脚排列。

3．基本门电路各逻辑功能的测试方法

（1）将门的两个输入端 A、B 分别接至逻辑电平开关的电平输入插口，门电路的输出端 Y 接至显示逻辑电平的发光二极管的电平输入插口，同时将数字万用表调至直流电压挡连接到门电路的输出端，测量输出电压值。图 16-2 分别为基本门电路各逻辑功能的测试方法。

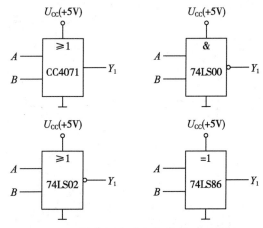

图 16-2　基本门电路逻辑功能测试方法

以二输入端四与非门 74LS00 为例，引脚"14"接实验箱中的 +5V 电源，引脚"7"接实验箱中的接地插口，测试第一个与非门时，将输入端 1A、1B 分别接至逻辑电平开关的电平输入插口，门电路的输出端 1Y 接至显示逻辑电平的发光二极管的电平输入插口，当输入端 1A、1B 所连接的逻辑电平开关都为高电平时，1Y 所连接的显示逻辑电平的发光二极管灯"灭"，即该与非门的两个输入电平为高电平，输出为低电平。以此类推，将二端输入真值表中的四种情况一一进行测试，验证功能的正确性。在使用门电路进行应用设计前，都应该对即将使用的门电路进行逻辑功能测试，以排除因逻辑功能异常而出现控制异常。

（2）TTL 与非门电路多余输入端的处理：对于 TTL 与非门，根据其逻辑功能，多余输入端外接高电平时对其逻辑功能无影响。TTL 门电路的输入端悬空时相当于高电平输入，输入端接的电阻值大于 2.5kΩ 时该端相当于接高电平。输入端接的电阻值小于 0.7kΩ 时该端为低电平。而 CMOS 逻辑门电路输入端无论是接大电阻还是接小电阻，该端都相当于低电平即地电位。根据这一特点通常采用以下 3 种方法：①将多余输入端接高电平，即通过限流电阻与电源相连接；②可以把多余的输入端悬空，输入端相当于外接高电平；③当 TTL 门电路的工作速度不高，信号源驱动能力较强，多余输入端也可与使用的输入端并联使用。

图 16-3 是 TTL 逻辑门电路多余端的处理方法的实例。

4．三态门逻辑功能测试　三态门是一种重要的总线接口电路。三态指其输出既可以是一般二值逻辑电路，即正常的高电平（逻辑 1）或低电平（逻辑 0），又可以保持特有的高阻抗状态。高阻态是电路的一种输出状态，既不是高电平也不是低电平，高阻态相当于隔断状态（电阻很大，相当于开路），在高阻态时对下级电路无任何影响。在高阻态时用万用表测三态门输出，有可能是高电平也有可能是低电平，由它后面接的电路确定。因此三态门处于高阻抗状态时，输出电阻很大，相当于开路，没有任何逻辑控制功能。高阻态的意义在于实际电路中不可能断开电路。三态电路的输出逻辑状态的控制，是通过一个输入引脚实现的。

三态门都有一个使能端（EN），来控制门电路的通断，可以具备三种状态。当使能端（EN）有效时，三态电路呈现正常的"0"或"1"的输出；当使能端（EN）无效时，三态电路给出高阻态输出。

三态门在双向端口中运用时，如图 16-4 所示，设置 C 为控制项，当 $C=1$ 时，三态门呈高阻状态，上面的线路不通，只能输入不能输出。当 $C=0$ 时，三态门呈正常高低电平的输出状态，可输出正常的高电平（逻辑 1）或低电平（逻辑 0）。

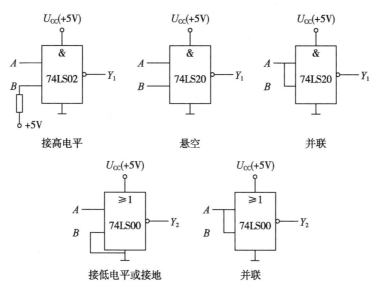

图 16-3　TTL 逻辑门电路多余端的处理方法

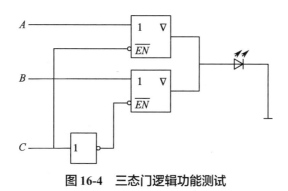

图 16-4　三态门逻辑功能测试

三态门是一种扩展逻辑功能的输出级，也是一种控制开关。主要是用于总线的连接，因为总线只允许同时只有一个使用者。通常在数据总线上接有多个器件，每个器件通过信号选通，如果器件没有被选通即处于高阻态，相当于没有接在总线上，不影响其他器件的工作。

【实验步骤】

首先选择实验用的集成电路，然后按自己设计的实验接线图接好连线，并设计实验数据表格进行测试。实验前先检查实验箱电源是否工作正常，然后测试所选用的逻辑电平开关、发光二极管等是否正常。

1. TTL 门电路及 CMOS 门电路的功能测试　将 CMOS 或门出 CC4071，TTL 与非门 74LS00、或非门 74LS02 分别按图 16-2 连线：输入端 A、B 接逻辑开关，输出端 Y 接发光二极管，改变输入状态的高低电平，观察二极管的亮灭，并测量相应的输入输出电平，将输出状态填入设计的表中。

2. TTL 门电路多余输入端的处理方法　将 74LS00 和 74LS02 按图示 16-3 连线后，B 输入端分别接地、高电平、悬空、与 A 端并接，观察当 A 端输入信号分别为高、低电平时，相应输出端的状态,并填入设计的表中。

3. 异或门逻辑功能测试

(1)选二输入端四异或门电路 74LS86,按图 16-5 接线,输入端 1、2、4、5 接电平开关输出插口,输出端 A、B、Y 接电平显示发光二极管。

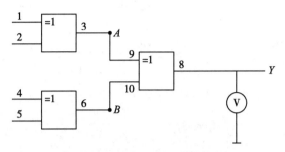

图 16-5 异或门逻辑功能测试

(2)将电平开关按自行设计的测试表格进行状态转换,将实验结果填入表中。

4. TTL 三态门逻辑功能测试 将 TTL 三态门 74LS125 和反相器 74 LS04 按图 16-4 连线,输入端 A、B、C 分别接逻辑开关,输出端接发光二极管,改变控制端 C 和输入信号 A、B 的高低电平,观察输出状态,并将结果填入表中。

【注意事项】

1. 特别注意 U_{CC} 及 GND 不能连接错,线连接好后经检查无误方可通电实验。实验中改动接线须先断开电源,接好线后再通电实验。

2. 注意 TTL 与非门电路多余输入端的处理:与非门电路的某多余输入端输入电平为高电平时,对电路的逻辑功能无影响。对于 TTL 与门、与非门电路的多余输入端采用高电平,即可通过限流电阻接电源。

3. 合理设计测试实验电路的方法,分析实验结果。

【思考题】

1. 通过实验分析,说明 TTL 门电路和 CMOS 门电路有什么特点,总结它们多余端的处理方法。

2. 总结三态门的特点和作用。

(郑海波)

实验十七　二进制译码器和数据选择器

【实验目的】

1. 掌握集成二进制译码器、数据选择器的工作原理及测试方法。

2. 熟悉集成二进制译码器及数据选择器实现组合逻辑电路的步骤。

【实验器材】

数字电路实验箱、示波器、万用电表、信号发生器各 1 台；3 线 -8 线译码器 74LS138、双四选一数据选择器 74LS153、四二输入与非门 74LS00、三三输入与非门 74LS10、二四输入与非门 74LS20 各 1 只；导线若干。

【实验原理】

1. 二进制译码器　译码器是一个多输入、多输出的组合逻辑电路。它的作用是把给定的代码进行"翻译"，变成相应的状态，使输出通道中相应的一路有信号输出。译码器在医疗仪器系统中有着广泛的用途，不仅用于代码的转换、终端的数字显示，还用于数据、分配、存储器寻址和组合控制信号等。为实现不同功能，可选用不同种类的译码器。变量译码器又称为二进制译码器，用于表示输入变量的状态，如 2 线 -4 线、3 线 -8 线和 4 线 -16 线译码器。若有 n 个输入变量，则有 2^n 个输出端供其使用，每一个输出所代表的函数对应于 n 个输入变量的最小项。

3 线 -8 线译码器（又称为 3 位二进制译码器）是一种全译码器。译码器的输入是 3 位二进制代码，3 位二进制代码共有 8 种组合，故输出是与这 8 种组合一一对应的 8 个输出信号。译码器将每种二进制的代码组合译成对应的一根输出线上的高（低）电平信号。因此这种译码器也称为 3 线 -8 线译码器。图 17-1 为 3 线 -8 线译码器原理框图。

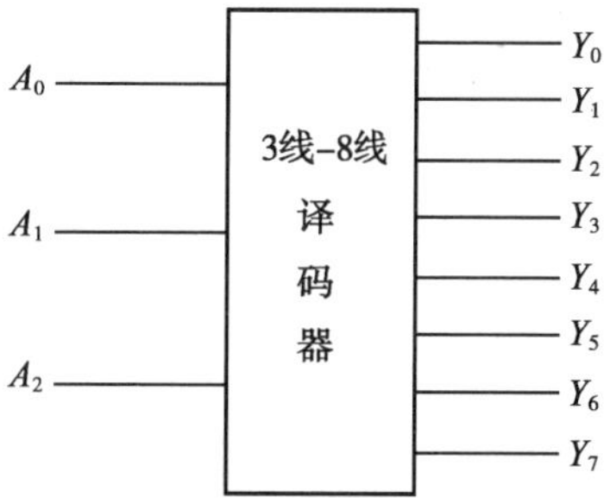

图 17-1　3 线 -8 线译码器原理框图

根据 3 线 -8 线译码器的逻辑功能可以列出它的逻辑真值表，如表 17-1 所示。

表 17-1　3 线 -8 线译码器的逻辑真值表

输入端			输出端							
A_2	A_1	A_0	Y_7	Y_6	Y_5	Y_4	Y_3	Y_2	Y_1	Y_0
0	0	0	0	0	0	0	0	0	0	1
0	0	1	0	0	0	0	0	0	1	0
0	1	0	0	0	0	0	0	1	0	0
0	1	1	0	0	0	0	1	0	0	0

续表

输入端			输出端							
A_2	A_1	A_0	Y_7	Y_6	Y_5	Y_4	Y_3	Y_2	Y_1	Y_0
1	0	0	0	0	0	1	0	0	0	0
1	0	1	0	0	1	0	0	0	0	0
1	1	0	0	1	0	0	0	0	0	0
1	1	1	1	0	0	0	0	0	0	0

从表 17-1 中所示可以看出,输入信号的每一种组合对应着一个输出端的高电平信号,即输出端为高电平(逻辑 1)时认为该输出端有输出信号,称输出端高电平有效。有时根据需要,也可以定义输出端为低电平(逻辑 0)时认为该输出端有输出信号,此时称输出端低电平有效。

根据真值表可以写出逻辑函数式为

$$Y_0 = \overline{A_2}\,\overline{A_1}\,\overline{A_0} \quad Y_2 = \overline{A_2}A_1\overline{A_0} \quad Y_4 = A_2\overline{A_1}\,\overline{A_0} \quad Y_6 = A_2A_1\overline{A_0}$$

$$Y_1 = \overline{A_2}\,\overline{A_1}A_0 \quad Y_3 = \overline{A_2}A_1A_0 \quad Y_5 = A_2\overline{A_1}A_0 \quad Y_7 = A_2A_1A_0 \tag{17-1}$$

由以上分析可知,二进制译码器是能将 n 个输入变量变换成 2^n 个输出函数,且输出函数与输入变量构成的最小项具有对应关系的一种多输出组合逻辑电路。如本实验采用的 3 线 -8 线译码器 74LS138。74LS138 的引脚排列如图 17-2 所示。

74LS138 有 3 个输入端(A_2、A_1、A_0),8 个输出端($\overline{Y_0}$、$\overline{Y_1}$、$\overline{Y_2}$、$\overline{Y_3}$、$\overline{Y_4}$、$\overline{Y_5}$、$\overline{Y_6}$、$\overline{Y_7}$),3 个使能输入端(E_0、$\overline{E_1}$、$\overline{E_2}$),它的输出端为低电平(逻辑 0)时认为该输出端有输出信号,即输出端低电平有效。当 3 个使能输入端 $E_0 = 1$、$\overline{E_1} = 0$、$\overline{E_2} = 0$ 时,译码器 74LS138 正常译码。当 3 个使能输入端 E_0、$\overline{E_1}$、$\overline{E_2}$ 任意一端不满足要求时,译码器 74LS138 无法正常译码,输出端无有效输出信号,即无低电平输出。

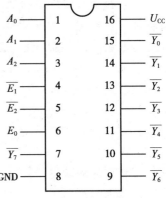

图 17-2　74LS138 引脚排列图

2. 数据选择器　数据选择器又叫"多路开关"。数据选择器在地址输入信号电位的控制下,从几路数据输入中选择一路并将其送到一个公共的输出端。数据选择器为目前逻辑设计中应用十分广泛的逻辑部件,它有 2 选 1、4 选 1、8 选 1、16 选 1 等类别。

例如 4 选 1 数据选择器,当使能(选通)输入端 $\overline{E} = 0$ 时,数据选择器正常工作,具有如表 17-2 所示真值表,D_0、D_1、D_2、D_3 是四个数据输入端,Y 为输出端,A_1、A_0 是地址输入端。从表 17-2 中可见,利用 A_1、A_0 指定的代码,能够从 D_0、D_1、D_2、D_3 这四个输入数据中选出任何一个并送到输出端 Y。因此,用数据选择器可以实现数据的多路分时传送。此外,数据选择器还广泛用于产生任意一种组合逻辑函数。若将 Y 看成是 A_1、A_0 及 D_0、D_1、D_2、D_3 的函数,可写成函数式

$$Y = D_0\overline{A_1}\,\overline{A_0} + D_1\overline{A_1}A_0 + D_2A_1\overline{A_0} + D_3A_1A_0 \tag{17-2}$$

表17-2　4选1数据选择器的逻辑真值表

使能（选通）端	地址输入端		输出端
$\overline{E}$	A_1	A_0	Y
0	0	0	D_0
0	0	1	D_1
0	1	0	D_2
0	1	1	D_3

由以上分析可知，对于数据选择器，如果有 2^n 个数据输入端，就需要有 n 个地址输入端。数据选择器的输出为输入地址变量的全部最小项之和。本实验采用的 4 选 1 数据选择器 74LS153 的引脚排列如图 17-3 所示。

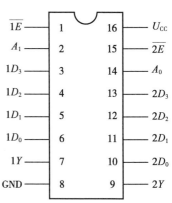

图 17-3　74LS153 引脚排列图

3. 使用二进制译码器与数据选择器设计组合逻辑函数　组合逻辑电路的设计是根据给定的逻辑问题，设计出能够实现该逻辑功能的逻辑电路。设计组合逻辑电路所遵循的原则首先是使用芯片的个数和种类尽可能少，其次是连线尽可能少。一般所遵循的设计步骤是：

（1）分析逻辑问题，进行逻辑抽象。

1）分析设计要求，确定输入、输出信号及它们的因果关系。

2）设定变量，即用英文字母表示有关输入、输出信号，表示输入信号者为输入变量，表示输出信号者为输出变量。

3）进行状态赋值，即用 0 和 1 表示信号的有关状态。

（2）列真值表：根据因果关系，将变量的各种取值和相应的函数值，以表格的形式一一列出，变量取值的顺序一般采用二进制数递增的顺序或循环码的顺序。

（3）进行化简和处理：将逻辑表达式用公式法或图形法化简为最简与或式，或转换为适合所提供门电路的逻辑形式。

（4）画出逻辑电路图：根据化简和处理的逻辑表达式，画出逻辑电路图。由于所使用的门电路或中规模集成电路的不同，所设计的电路形式也不同，出现了不同的方案电路。

设计举例 1：使用二进制译码器 74LS138 设计组合逻辑函数

试选用实验所提供的芯片 74LS138 设计一个奇偶判断电路。要求输入奇数个 1，输出低电平。输入偶数个 1，输出高电平。

1）首先进行逻辑抽象，确定输入变量 A、B、C 和输出变量 Y，用 0 和 1 分别表示低电平和高电平，列出真值表（表 17-3）。

表17-3　奇偶判断电路真值表

A	B	C	Y
0	0	0	1
0	0	1	0
0	1	0	0

续表

A	B	C	Y
0	1	1	1
1	0	0	0
1	0	1	1
1	1	0	1
1	1	1	0

2）由真值表写出逻辑表达式：

$$Y = \overline{A}\overline{B}\overline{C} + \overline{A}BC + A\overline{B}C + AB\overline{C} \tag{17-3}$$

3）当采用中规模集成电路 74LS138 时，将逻辑表达式写成最小项的与非 - 与非式：

$$Y = \overline{A}\overline{B}\overline{C} + \overline{A}BC + A\overline{B}C + AB\overline{C}$$
$$= \overline{\overline{\overline{A}\overline{B}\overline{C} + \overline{A}BC + A\overline{B}C + AB\overline{C}}}$$
$$= \overline{\overline{\overline{A}\overline{B}\overline{C}} \cdot \overline{\overline{A}BC} \cdot \overline{A\overline{B}C} \cdot \overline{AB\overline{C}}} \tag{17-4}$$

4）画出实验逻辑电路图如图 17-4 所示。

设计举例 2：使用数据选择器 74LS153 设计组合逻辑函数

试选用实验所提供的芯片 74LS153 设计一个奇偶判断电路，要求输入奇数个 1，输出低电平。输入偶数个 1，输出高电平。

1）、2）同设计举例 1。

3）当采用数据选择器 74LS153 时，将逻辑表达式变换成与数据选择器相对应的形式：

$$Y = \overline{A_1}\overline{A_0}D_0 + \overline{A_1}A_0D_1 + A_1\overline{A_0}D_2 + A_1A_0D_3 \tag{17-5}$$

所以有：

$$Y = \overline{A}\overline{B}\overline{C} + \overline{A}BC + A\overline{B}C + AB\overline{C}$$
$$= \overline{A}\overline{B} \cdot \overline{C} + \overline{A}B \cdot C + A\overline{B} \cdot C + AB \cdot \overline{C} \tag{17-6}$$

将式（17-5）和式（17-6）进行对比，显然有：

$$A_1 = A、A_0 = B、D_0 = \overline{C}、D_1 = D_2 = C、D_3 = \overline{C} \tag{17-7}$$

4）画出实验逻辑电路图如图 17-5 所示。

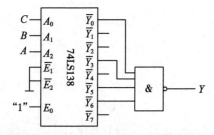

图 17-4　74LS138 构成奇偶判断电路逻辑电路图

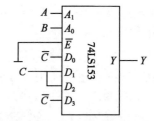

图 17-5　74LS153 构成奇偶判断电路逻辑电路图

【实验步骤】

1. 3 线 -8 线译码器 74LS138 功能测试

（1）在关闭实验箱电源开关的状态下，将集成芯片 74LS138 安装在实验箱上。

（2）集成芯片 74LS138 的引脚排列图如图 17-2 所示，将输出端 $\overline{Y_0} \sim \overline{Y_7}$ 接到发光二极管上，然后输入端 $A_2 \sim A_0$ 从 000～111 依次改变，观察发光二极管的变化，并将结果填入表 17-4 中。

表 17-4　74LS138 功能测试表

使能端		输入端			输出端							
$\overline{E_2}+\overline{E_1}$	E_0	A_2	A_1	A_0	$\overline{Y_0}$	$\overline{Y_1}$	$\overline{Y_2}$	$\overline{Y_3}$	$\overline{Y_4}$	$\overline{Y_5}$	$\overline{Y_6}$	$\overline{Y_7}$
1	×	×	×	×								
0	1	0	0	0								
0	1	0	0	1								
0	1	0	1	0								
0	1	0	1	1								
0	1	1	0	0								
0	1	1	0	1								
0	1	1	1	0								
0	1	1	1	1								

2.4 选 1 数据选择器 74LS153 功能测试

（1）在关闭实验箱电源开关的状态下，将集成芯片 74LS153 安装在实验箱。

（2）使用信号发生器调节产生两个幅度为 5V，频率分别为 25kHz 和 50kHz 的方波信号。

（3）$1D_0 \sim 1D_3$ 参照图 17-6 接入，A_1、A_0 从 00～11 依次改变，测试其功能并填写表 17-5。

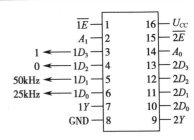

图 17-6　74LS153 功能测试图

表 17-5　74LS153 功能测试表

使能端	选择端		数据输入端				输出端
$\overline{E}$	A_1	A_0	D_0	D_1	D_2	D_3	Y
1	×	×	×	×	×	×	
0	0	0	5V, 25kHz 的方波	5V, 50kHz 的方波	0	1	
0	0	1	5V, 25kHz 的方波	5V, 50kHz 的方波	0	1	
0	1	0	5V, 25kHz 的方波	5V, 50kHz 的方波	0	1	
0	1	1	5V, 25kHz 的方波	5V, 50kHz 的方波	0	1	

3. 数据选择器及二进制译码器的应用

（1）用 3 线 -8 线译码器 74LS138 设计全加器。写出设计全过程、画出接线图、进行逻辑功能测试。

（2）用 4 选 1 数据选择器 74LS153 设计全加器。写出设计全过程、画出接线图、进行逻辑功能测试。

【注意事项】

1. 实验过程中要先熟悉所用芯片的引脚及逻辑功能，再连接线路通电测试。

2. 实验中若改动接线须先断开电源。

3. 画出实验电路，整理和分析实验数据。

【思考题】

总结二进制译码器和数据选择器的工作特点。

（李　宁）

99

实验十八 全加器

【实验目的】

1. 掌握加法器的特点及功能。

2. 熟悉组合逻辑电路的设计方法及功能测试方法。

3. 学会用译码器和数据选择器设计全加器的方法。

【实验器材】

示波器、万用电表各 1 台；集成芯片 74LS86、74LS00、74LS20、74LS138、74LS153 各 1 只。

【实验原理】

在进行两个数的加法运算时不仅要考虑被加数和加数，而且要考虑前一位（低位）向本位的进位的一种逻辑器件叫一位全加器。全加器中包含着半加器，当不考虑低位来的进位（即进位为零），就是半加器。能对两个 1 位二进制数进行相加而求得和及进位的逻辑电路称为半加器。多个一位全加器进行级联可以得到多位全加器。多位数相加时每一位都是带进位相加，因而必须使用全加器。只要依次将低位全加器的进位输出端 C_{i-1} 接到高位全加器的进位输入端 CI，就可以构成多位加法器。图 18-1 就是根据上述原理接成的 4 位加法器电路。

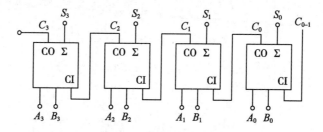

图18-1　4位加法器电路

用集成电路进行组合逻辑电路设计加法器，设计的一般步骤是：

（1）根据设计要求，定义输入逻辑变量和输出逻辑变量，然后列出真值表；

（2）得出最简逻辑表达式，根据设计要求所指定的门电路或选定的集成电路电路，将最简逻辑表达式变换为与所指电路相应的形式；

（3）画出逻辑图；

（4）组装电路，测试验证逻辑功能。

用数据选择器实现组合逻辑函数的步骤：

（1）选用数据选择器；

（2）确定地址变量；

（3）求 D_i；

（4）画连线图。

【实验步骤】

1. 用四二输入异或门（74LS86）和四二输入与非门（74LS00）设计一个一位全加器。

（1）列出真值表，如下表 18-1。其中 A_i、B_i、C_{i-1} 分别为一个加数、另一个加数、低位向本位的进位；S_i、C_i 分别为本位和、本位向高位的进位。

表 18-1　全加器真值表

A_i	B_i	C_{i-1}	S_i	C_i
0	0	0	0	0
0	0	1	1	0
0	1	0	1	0
0	1	1	0	1
1	0	0	1	0
1	0	1	0	1
1	1	0	0	1
1	1	1	1	1

（2）由表 18-1 全加器真值表写出函数表达式。

$$C_i = A_i \overline{B_i} C_{i-1} + \overline{A_i} B_i C_{i-1} + A_i B_i \overline{C_{i-1}} + A_i B_i C_{i-1}$$
$$S_i = \overline{A_i} \overline{B_i} C_{i-1} + \overline{A_i} B_i \overline{C_{i-1}} + A_i \overline{B_i} \overline{C_{i-1}} + A_i B_i C_{i-1}$$

（3）将上面两个逻辑表达式转换为用四二输入异或门（74LS86）和四二输入与非门（74LS00）实现的表达式。

$$C_i = \overline{\overline{(A_i \oplus B_i) C_{i-1}} \cdot \overline{A_i B_i}}$$
$$S_i = A_i \oplus B_i \oplus C_{i-1}$$

（4）画出逻辑电路图如图 18-2，并在图中标明芯片引脚号。按图选择需要的集成块及门电路连线，将 A_i、B_i、C_{i-1} 接逻辑开关，输出 S_i、C_i 接发光二极管。设计测试逻辑电路数据表格，改变输入信号的状态验证真值表，并记录结果分析数据，是否实现所需的逻辑功能，理论值与实测值是否一致。

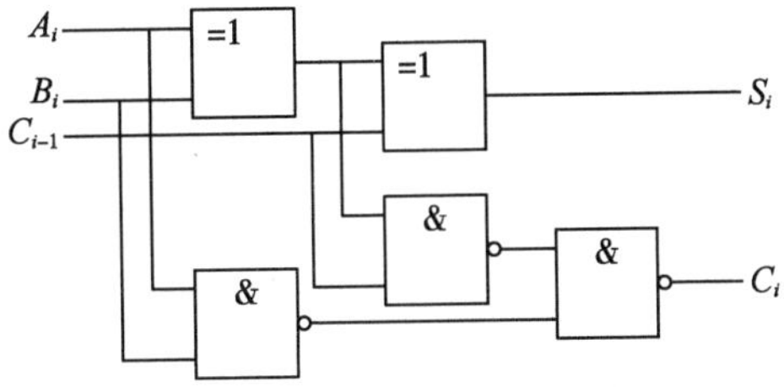

图 18-2　74LS86、74LS00 构成一位全加器电路图

2. 用译码器 74LS138 和二四输入与非门 74LS20 设计一位全加器。

（1）全加器有 3 个输入端 A_i、B_i、C_{i-1}，2 个输出端 S_i、C_i；与 3 线 -8 线译码器比较，3 线 -8 线译码器有 3 个数据输入端 A、B、C，3 个使能端，8 个输出端。可以把 3 线 -8 线译码器的 3 个数据输入端当作全加器的 3 个输入端，将 3 线 -8 线译码器的 3 个使能端都置为有效电平，保持正常工作。

（2）由全加器真值表得出：

$$S_i = m_1 + m_2 + m_4 + m_7 = \overline{\overline{Y_1} \, \overline{Y_2} \, \overline{Y_4} \, \overline{Y_7}}$$
$$C_i = m_3 + m_5 + m_6 + m_7 = \overline{\overline{Y_3} \, \overline{Y_5} \, \overline{Y_6} \, \overline{Y_7}}$$

（3）逻辑电路图如图 18-3，并在图中标明芯片引脚号。按图选择需要的集成芯片并连接线路，将 A_i、B_i、C_{i-1} 接逻辑开关，输出 S_i、C_i 接发光二极管。设计实验表格，改变输入信号的状态验证真值表。

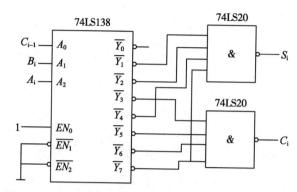

图 18-3　74LS138、74LS20 构成一位全加器电路连接图

3. 用数据选择器 74LS153 和二四输入与非门 74LS20 设计一位全加器。

74LS153 内有两个 4 选 1 数据选择器，根据全加器 S_i、C_i 的逻辑函数，A_1、A_0 两个输入变量分别表示加数 A 和被加数 B，$D_0 \sim D_3$ 为第三个输入变量即低位进位 C_{i-1}，$1Y$ 为全加器的和 S_i，$2Y$ 为全加器的高位进位 C_i，令数据选择器的输入为：$A_1 = A$，$A_0 = B$，$1D_0 = 1D_3 = C_{i-1}$，$1D_1 = 1D_2 = \overline{C_{i-1}}$，$2D_1 = 2D_2 = C_{i-1}$，$2D_0 = 0$，$2D_3 = 1$，$1Y = S_i$，$2Y = C_i$；$\overline{1E}$、$\overline{2E}$ 两个使能端接地，根据图 18-4 连接电路，设计实验表格，改变输入信号的状态验证真值表。

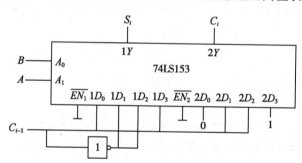

图 18-4　74LS153、74LS20 构成一位全加器电路图

【注意事项】

1. 设计电路时需写出真值表、相应输出表达式以及逻辑电路图。

2. 特别注意 U_{CC} 及 GND 不能连接错，线连接好后经检查无误方可通电实验。实验中改动接线须先断开电源，接好线后再通电实验。

3. 画出实验电路连线示意图，认真检查线路的连接是否正确。设计测试实验电路的方法，分析实验结果。

【思考题】

1. 总结中规模集成电路的使用方法。

2. 如何灵活使用中规模集成电路。

（高铭泽）

实验十九　触发器逻辑功能测试

【实验目的】

1. 掌握基本 RS 触发器、JK 触发器、D 触发器和 T 触发器的逻辑功能和功能测试方法。
2. 熟悉各类触发器之间逻辑功能相互转换的方法。
3. 学会正确使用集成触发器。

【实验器材】

示波器、万用表、数字电路实验箱各 1 台；双 JK 触发器 74LS112（或 CC4027）、双 D 触发器 74LS74（或 CC4013）、两输入四与非门 74LS00（或 CC4011）各 1 只。

【实验原理】

触发器是一个具有记忆功能的二进制信息存贮器件，是构成各种时序逻辑电路的最基本逻辑单元。

双稳态触发器具有两个稳定状态，用以表示逻辑状态"0"和"1"。在一定的外界信号作用下，触发器可以从一个稳定状态翻转到另一个稳定状态。双稳态触发器按其逻辑功能可分为 RS 触发器、JK 触发器、D 触发器和 T 触发器等；按电路的结构可分为基本 RS 触发器、同步 RS 触发器、主从型触发器和边沿型触发器等。

1. 基本 RS 触发器　图 19-1 所示电路为由两个与非门交叉联接构成的基本 RS 触发器，它是无时钟控制低电平直接触发的触发器。它有两个输入端，分别称为直接置位端（或直接置 1 端）$\bar{S}$ 和直接复位端（或直接置 0 端）$\bar{R}$。它有两个输出端 Q 和 $\bar{Q}$，正常情况下，Q 与 $\bar{Q}$ 的逻辑状态应相反，即一个为 1 另一个为 0。通常把 Q 端的状态规定为触发器的输出状态，即 $Q=0$、$\bar{Q}=1$ 称为触发器的复位状态（0 态），$Q=1$、$\bar{Q}=0$ 称为触发器的置位状态（1 态）。

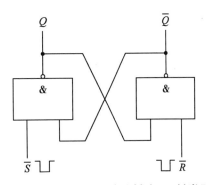

图 19-1　由与非门组成的基本 RS 触发器

设 Q^n 为触发器原来的状态，称为初态或现态；Q^{n+1} 为加触发信号后新的状态，称为新态或次态。

基本 RS 触发器具有置"1"、置"0"和"保持"三种功能。当 $\bar{S}=0$、$\bar{R}=1$ 时，不论触发器初态为 0 或 1，触发器被置"1"，通常称 $\bar{S}$ 为置"1"端；当 $\bar{R}=0$、$\bar{S}=1$ 时，不论触发器初态为 0 或 1，触发器被置"0"，通常称 $\bar{R}$ 为置"0"端；当 $\bar{S}=\bar{R}=1$ 时，触发器保持初态不变；$\bar{S}=\bar{R}=0$ 时，Q 与 $\bar{Q}$ 都为 1，但当 $\bar{S}$ 端和 $\bar{R}$ 端的负脉冲同时去掉时，触发器的输出状态不定（将由各种偶然因素决定），因此应避免这种情况发生。

由与非门组成的基本 RS 触发器是由负脉冲来置 0 或置 1 的，即低电平有效，所以输入

端用 $\bar{S}$ 和 $\bar{R}$ 来表示。

表 19-1 是由与非门组成的基本 RS 触发器的逻辑功能表。

表 19-1 由与非门组成的基本 RS 触发器的逻辑功能表

输入		输出		
$\bar{S}$	$\bar{R}$	Q^{n+1}	$\overline{Q^{n+1}}$	功能
0	1	1	0	置 1
1	0	0	1	置 0
1	1	Q^n	$\overline{Q^n}$	保持
0	0	φ	φ	禁用

注: φ 表示不定态。

基本 RS 触发器也可以用两个或非门组成, 它是由正脉冲来置 0 或置 1 的, 即高电平有效。

基于直接置位、复位功能, 基本 RS 触发器已成为组成各种功能触发器的最基本单元。

2. JK 触发器 JK 触发器是一种逻辑功能完善、使用灵活且通用性强的一种触发器。JK 触发器具有置 0、置 1、保持和翻转功能, 在各类集成触发器中, JK 触发器的功能最为齐全。

JK 触发器在结构上可分为主从型 JK 触发器和边沿型 JK 触发器, 应用较多的是下降沿触发的边沿型 JK 触发器, 如本实验采用的 74LS112 双 JK 触发器。74LS112 的引脚排列及逻辑符号如图 19-2 所示。

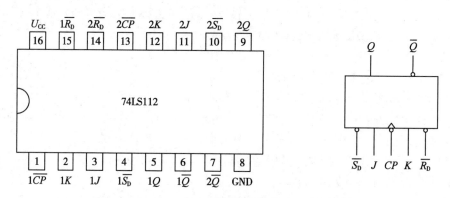

图 19-2 74LS112 JK 触发器引脚排列及逻辑符号

JK 触发器有三类不同功能的输入端: 第一类是时钟脉冲输入端 CP (即控制输入端 C), 用来控制触发器触发翻转(状态更新)。触发器逻辑符号中 CP 端处若有小圆圈, 则表示触发器在时钟脉冲下降沿发生翻转; 若 CP 端处没有小圆圈, 则表示触发器在时钟脉冲上升沿发生翻转。第二类是数据输入端 J 和 K, 它是触发器发生翻转(状态更新)的依据。若 J 和 K 分别有两个或两个以上输入端时, 组成"与"的关系。第三类是直接置位端 $\bar{S}_D$、直接复位端 $\bar{R}_D$。当 $\bar{S}_D=0$、$\bar{R}_D=1$ 或 $\bar{R}_D=0$、$\bar{S}_D=1$ 时触发器将不受其他输入端状态影响, 强迫被置"1"或置"0"; 当不使用直接置位、复位功能时, $\bar{S}_D$ 和 $\bar{R}_D$ 端都应置无效的高电平。

Q 与 $\bar{Q}$ 为两个互补输出端。

在时钟脉冲作用下, 当 $J=0$、$K=0$ 时, $Q^{n+1}=Q^n$, 触发器状态保持不变; 当 $J=0$、$K=1$

时，不论触发器原来处于什么状态，$Q^{n+1}=0$，即触发器次态一定是 0 态；当 $J=1$、$K=0$ 时，不论触发器原来处于什么状态，$Q^{n+1}=1$，即触发器次态一定是 1 态；当 $J=1$、$K=1$ 时，$Q^{n+1}=\overline{Q^n}$，即触发器状态翻转，这种状态下触发器具有计数功能。

74LS112 下降沿触发的 JK 触发器的逻辑功能如表 19-2 所示。

表 19-2　JK 触发器的逻辑功能表

输入					输出		
$\overline{S}_D$	$\overline{R}_D$	CP	J	K	Q^{n+1}	$\overline{Q^{n+1}}$	功能
0	1	×	×	×	1	0	直接置 1
1	0	×	×	×	0	1	直接置 0
0	0	×	×	×	φ	φ	禁用
1	1	↓	0	0	Q^n	$\overline{Q^n}$	保持
1	1	↓	0	1	0	1	置 0
1	1	↓	1	0	1	0	置 1
1	1	↓	1	1	$\overline{Q^n}$	Q^n	翻转
1	1	↑	×	×	Q^n	$\overline{Q^n}$	保持

注：× 表示任意态，↓ 表示从高电平到低电平的跳变，↑ 表示从低电平到高电平的跳变，φ 表示不定态。

JK 触发器的特性方程为

$$Q^{n+1}=J\overline{Q^n}+\overline{K}Q^n$$

JK 触发器常被用作缓冲存储器、移位寄存器和计数器，在逻辑控制线路中有很重要的应用。

3. D 触发器　D 触发器是另一种使用广泛的触发器，它的基本结构多为维持阻塞型边沿触发器。D 触发器触发翻转（状态更新）发生在 CP 脉冲的上升沿，故又称为上升沿触发的边沿触发器。D 触发器的次态仅取决于时钟脉冲到达时刻数据输入端 D 端的状态。当然，D 触发器也有第三类即直接置位 $\overline{S}_D$、直接复位 $\overline{R}_D$ 输入端。

若 $D=0$，当时钟脉冲从 0 上跳为 1 时，$Q^{n+1}=0$，触发器置 0；若 $D=1$，当时钟脉冲从 0 上跳为 1 时，$Q^{n+1}=1$，触发器置 1。所以，D 触发器的逻辑功能为：输出端 Q 的状态随着输入端 D 的状态而变化，时钟脉冲到来之前 D 是什么状态，时钟脉冲到来之后 Q 就是什么状态。

图 19-3 为双 D 触发器 74LS74 的引脚排列及逻辑符号。逻辑功能如表 19-3 所示。

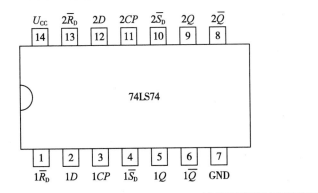
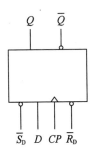

图 19-3　74LS74 D 触发器引脚排列及逻辑符号

表 19-3 　*D* 触发器的逻辑功能表

	输入			输出		
$\bar{S}_D$	$\bar{R}_D$	CP	D	Q^{n+1}	$\overline{Q^{n+1}}$	功能
0	1	×	×	1	0	直接置 1
1	0	×	×	0	1	直接置 0
0	0	×	×	φ	φ	禁用
1	1	↑	1	1	0	置 1
1	1	↑	0	0	1	置 0
1	1	↓	×	Q^n	$\overline{Q^n}$	保持

D 触发器的特性方程为

$$Q^{n+1} = D$$

D 触发器的应用很广,可用作数字信号的寄存、移位寄存、分频和波形的产生等。在医学影像设备程控 X 线机中就应用了 *D* 触发器。

4. 触发器逻辑功能的相互转换　在集成触发器的产品中,每一种触发器都有自己固定的逻辑功能。在实际使用中,可以将具有某种逻辑功能的触发器经过改接或附加一些门电路后,转换为另一种具有其他逻辑功能的触发器。例如将 *JK* 触发器的 *J* 端和 *K* 端联接在一起,称为 *T* 端,就构成了 *T* 触发器,如图 19-4(a)所示。

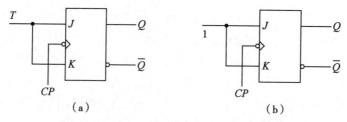

图 19-4 　将 *JK* 触发器转换为 *T*、*T*′ 触发器
(a)*T* 触发器;(b)*T*′ 触发器。

在时钟脉冲作用下,当 $T=0$ 时,$Q^{n+1}=Q^n$,触发器状态保持不变;当 $T=1$ 时,$Q^{n+1}=\overline{Q^n}$,触发器状态翻转,触发器具有计数逻辑功能。*T* 触发器的逻辑功能如表 19-4 所示。

表 19-4 　*T* 触发器逻辑功能表

	输入			输出	
$\bar{S}_D$	$\bar{R}_D$	CP	T	Q^{n+1}	功能
0	1	×	×	1	直接置 1
1	0	×	×	0	直接置 0
0	0	×	×	φ	禁用
1	1	↓	0	Q^n	保持
1	1	↓	1	$\overline{Q^n}$	翻转

其特性方程为

$$Q^{n+1} = T\overline{Q^n} + \bar{T}Q^n$$

始终工作在 $T=1$ 状态的 T 触发器称为 T' 触发器,如图 19-4(b)所示。T' 触发器的逻辑功能是:CP 端每来一个时钟脉冲信号,触发器的状态就翻转一次,即 $Q^{n+1}=\overline{Q^n}$,具有计数功能。T 触发器和 T' 触发器广泛应用于计数电路中。

同样,若将 D 触发器的数据输入端 D 端与 $\overline{Q}$ 端相联,如图 19-5 所示,便转换成 T' 触发器。

将 JK 触发器的 J 端通过一个非门与 K 端联接,如图 19-6 所示,就转换为 D 触发器。

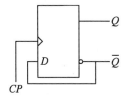

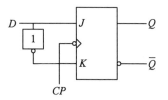

图 19-5　将 D 触发器转换为 T' 触发器　　　图 19-6　将 JK 触发器转换为 D 触发器

5．CMOS 集成触发器　CMOS 触发器的直接置位 S、直接复位 R 输入端是高电平有效,当 $S=1$(或 $R=1$)时,触发器将不受其他输入端所处状态的影响,直接置 1(或置 0)。但直接置位 S、直接复位 R 输入端不能同时为高电平,且 CMOS 触发器在按正常逻辑功能工作时,S 和 R 必须置无效的低电平。

(1) CMOS 基本 RS 触发器:CC4043 是由或非门构成的电路,CC4044 是由与非门构成的电路,它们都是经过传输门输出的四基本 RS 触发器。在此不再赘述。

(2) CMOS 边沿型 JK 触发器:CC4027 是由 CMOS 传输门构成的边沿型 JK 触发器,它是上升沿触发的双 JK 触发器。图 19-7 为 CC4027 引脚排列,表 19-5 为其逻辑功能表。

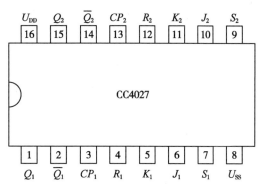

图 19-7　CC4027 JK 触发器引脚排列

表 19-5　边沿型 JK 触发器逻辑功能表

输入					输出	
S	R	CP	J	K	Q^{n+1}	功能
1	0	×	×	×	1	直接置 1
0	1	×	×	×	0	直接置 0
1	1	×	×	×	φ	禁用
0	0	↑	0	0	Q^n	保持
0	0	↑	1	0	1	置 1
0	0	↑	0	1	0	置 0
0	0	↑	1	1	$\overline{Q^n}$	翻转
0	0	↓	×	×	Q^n	保持

（3）CMOS 边沿型 D 触发器：CC4013 是由 CMOS 传输门构成的边沿型 D 触发器，它是上升沿触发的双 D 触发器。图 19-8 为 CC4013 引脚排列，表 19-6 为其逻辑功能表。

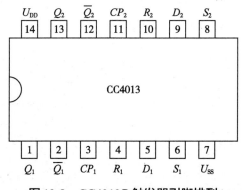

图 19-8　CC4013D 触发器引脚排列

表 19-6　边沿型 D 触发器逻辑功能表

输入				输出	
S	R	CP	D	Q^{n+1}	功能
1	0	×	×	1	直接置 1
0	1	×	×	0	直接置 0
1	1	×	×	φ	禁用
0	0	↑	1	1	置 1
0	0	↑	0	0	置 0
0	0	↓	×	Q^n	保持

【实验步骤】

1. 测试基本 RS 触发器的逻辑功能　按图 19-1，用两个与非门联接成基本 RS 触发器。输入端 $\overline{R}$、$\overline{S}$ 接至逻辑电平开关，输出端 Q、$\overline{Q}$ 接至逻辑电平显示器。按表 19-7 要求测试并记录结果。

表 19-7　基本 RS 触发器逻辑功能测试表

$\overline{R}$	$\overline{S}$	Q	$\overline{Q}$
1	$1 \to 0$		
	$0 \to 1$		
$1 \to 0$	1		
$0 \to 1$			
0	0		

2. 测试双 JK 触发器 74LS112 逻辑功能

（1）测试 $\overline{S}_D$、$\overline{R}_D$ 的复位、置位功能：取一只 JK 触发器，将 CP 端接单次脉冲源，$\overline{S}_D$、$\overline{R}_D$、J、K 端接至逻辑电平开关，Q、$\overline{Q}$ 端接至逻辑电平显示器。要求改变 $\overline{S}_D$、$\overline{R}_D$（J、K、CP 处于任意状态），并在 $\overline{R}_D=0$、$\overline{S}_D=1$ 或 $\overline{S}_D=0$、$\overline{R}_D=1$ 作用期间任意改变 J、K 及 CP 的状态，观察 Q、

$\overline{Q}$ 状态,自拟表格并记录测试结果。

（2）测试 JK 触发器的逻辑功能：按表 19-8 的要求改变 J、K 和 CP 端状态,观察 Q、$\overline{Q}$ 状态变化,观察触发器状态更新是否发生在 CP 脉冲的下降沿（即 CP 由 $1 \to 0$），并记录测试结果。

表 19-8　JK 触发器逻辑功能测试表

J	K	CP	Q^{n+1}	
			$Q^n = 0$	$Q^n = 1$
0	0	$0 \to 1$		
		$1 \to 0$		
0	1	$0 \to 1$		
		$1 \to 0$		
1	0	$0 \to 1$		
		$1 \to 0$		
1	1	$0 \to 1$		
		$1 \to 0$		

（3）将 JK 触发器的 J 端与 K 端连接在一起,构成 T 触发器。

在 CP 端输入 1Hz 连续脉冲,观察 Q 端的变化。

在 CP 端输入 1kHz 连续脉冲,用示波器观察 CP、Q、$\overline{Q}$ 端波形,注意相位关系,并描绘波形。

3. 测试双 D 触发器 74LS74 的逻辑功能

（1）测试 $\overline{S}_D$、$\overline{R}_D$ 的复位、置位功能：测试方法同"实验内容 2（1）",自拟表格记录测试结果。

（2）测试 D 触发器的逻辑功能：按表 19-9 要求进行测试,并观察触发器状态更新是否发生在 CP 脉冲的上升沿（即由 $0 \to 1$），记录测试结果。

表 19-9　D 触发器逻辑功能测试表

D	CP	Q^{n+1}	
		$Q^n = 0$	$Q^n = 1$
0	$0 \to 1$		
	$1 \to 0$		
1	$0 \to 1$		
	$1 \to 0$		

（3）将 D 触发器的 $\overline{Q}$ 端与 D 端相联接,构成 T' 触发器。

测试方法同"实验内容 2（3）",记录测试结果。

4. 乒乓球练习电路　电路功能要求：模拟两名运动员在练球时乒乓球的往返运转。

提示：采用双 D 触发器 74LS74 设计实验电路。两名运动员的击球动作由逻辑电平开关控制,两触发器的输出状态用逻辑电平显示器显示。两个 D 触发器的输出 Q_1 和 Q_2 代表乒乓球,显然,两者不能同时为 1 和同时为 0。同时,运动员 1 击球时,运动员 2 击球无效,反之亦然。

【注意事项】

1．集成触发器的引脚排列顺序。

2．使用集成逻辑门和集成触发器时，电源引脚应接电源、地线引脚应接公共地端。

3．测试集成触发器的逻辑功能时，只需测试其中的一个触发器。

【思考题】

1．JK 触发器和 D 触发器在按正常逻辑功能工作时，$\overline{S}_D$、$\overline{R}_D$ 端应处于什么状态？

2．利用逻辑电平开关所产生的信号是否可作为触发器的时钟脉冲信号？为什么？

（洪　锐）

实验二十 寄 存 器

【实验目的】

1. 掌握中规模四位双向移位寄存器的逻辑功能及使用方法。

2. 熟悉 D 触发器构成的移位寄存器的工作原理。

【实验器材】

万用电表 1 台；集成芯片 74LS00、74LS175、74LS194 或 CD40194 各 1 只。

【实验原理】

寄存器是用来暂时存放参与运算的数据和运算结果的一种常用时序逻辑电路，按寄存器的功能特点可分为数码寄存器和移位寄存器两类，数码寄存器只有寄存数码的功能，而移位寄存器不仅具有存储数码的功能，还具有移位功能，即是指寄存器里存储的数码能在移位脉冲的作用下依次左移或右移。

移位寄存器应用很广泛，可以用来存储数码、进行数据的运算处理、构成环形计数器、实现数据串并行转换等。移位寄存器分为单向移位寄存器和双向移位寄存器。

1. 单向移位寄存器 单向移位寄存器可以由 JK 触发器或 D 触发器级联构成，图 20-1 是由 4 个 D 触发器组成的四位右移寄存器。从图 20-1 可以看出，所有触发器的时钟输入端连在一起，由一个移位时钟脉冲 CP 控制。从左至右每个触发器的输出端都接到下一个触发器的输入端，只有 FF_0 的输入端接输入信号 D_1，寄存的数码在此逐位移入，实现触发器的状态依次移入右侧相邻的触发器中。

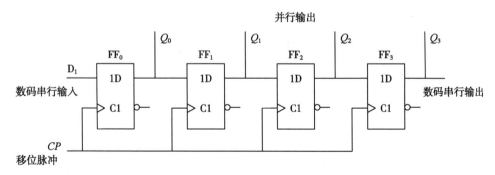

图 20-1 由 D 触发器组成的四位移位寄存器

图 20-1 的工作原理如下：由 D 触发器的逻辑功能 $Q^{n+1}=D$ 可知，每来一个移位脉冲，输入端就有一位数码移入。与此同时每个触发器的状态依次移入右侧相邻的触发器中。移位一次，存入一个新数码。在连续 4 个移位脉冲之后，四位数码从高位至低位全部移入寄存器中存放。例如 D 端输入串行码 1011，按照移位脉冲的节拍，数码在移位寄存器中移位的情况详见表 20-1。

表 20-1 四位右移寄存器数码移动状态表

现态				数码输入	移位脉冲	次态				移位情况说明
Q_0^n	Q_1^n	Q_2^n	Q_3^n	D_1	CP	Q_0^{n+1}	Q_1^{n+1}	Q_2^{n+1}	Q_3^{n+1}	
0	0	0	0	1	↑	1	0	0	0	右移 1 位
1	0	0	0	0	↑	0	1	0	0	右移 2 位
0	1	0	0	1	↑	1	0	1	0	右移 3 位
1	0	1	0	1	↑	1	1	0	1	右移 4 位

从表 20-1 中看到,第 4 个移位时钟脉冲过去后,触发器的输出状态 $Q_3Q_2Q_1Q_0$ 为 1011,与输入的数码保持一致。

取出数码的方式有串行和并行两种。如果将串行码转换成并行码,只要从 4 个触发器的 Q 端并行输出数码 $Q_3Q_2Q_1Q_0$ 即可。否则在 FF_3 的 Q_3 端串行输出数码,只需再经过 4 个移位时钟脉冲,数码便可逐位串行移出。

2. 双向移位寄存器 双向移位寄存器是指可以实现数据的左移和右移功能,其应用十分灵活。常用的中规模四位双向移位寄存器型号为 74LS194 或 CD40194,两者功能相同,其引脚排列如图 20-2 所示。

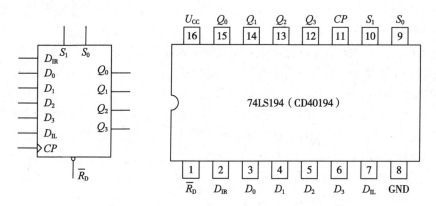

图 20-2 74LS194(CD40194)逻辑符号及引脚排列

其中 D_0、D_1、D_2、D_3 为并行输入端,Q_0、Q_1、Q_2、Q_3 为并行输出端,D_{IR} 为右移串行输入端,D_{IL} 为左移串行输入端,S_1、S_0 为操作模式控制端,$\overline{R}_D$ 为异步清零端,CP 为时钟脉冲输入端。74LS194(CD40194)有 5 种不同操作模式:即置数、右移(方向由 $Q_0 \rightarrow Q_3$)、左移(方向由 $Q_3 \rightarrow Q_0$)、保持及清零。74LS194(CD40194)功能表如表 20-2 所示:

表 20-2 74LS194(CD40194)功能表

功能	输入										输出			
	CP	$\overline{R}_D$	S_1	S_0	D_{IR}	D_{IL}	D_0	D_1	D_2	D_3	Q_0	Q_1	Q_2	Q_3
清零	×	0	×	×	×	×	×	×	×	×	0	0	0	0
置数	↑	1	1	1	×	×	d_0	d_1	d_2	d_3	d_0	d_1	d_2	d_3
右移	↑	1	0	1	D_{SR}	×	×	×	×	×	D_{SR}	Q_0^n	Q_1^n	Q_2^n
左移	↑	1	1	0	×	D_{SL}	×	×	×	×	Q_0^n	Q_2^n	Q_3^n	D_{SL}
保持	↑	1	0	0	×	×	×	×	×	×	Q_0^n	Q_1^n	Q_2^n	Q_3^n
保持	↓	1	×	×	×	×	×	×	×	×	Q_0^n	Q_1^n	Q_2^n	Q_3^n

由表20-2可见，74LS194具有如下功能：

（1）清零功能：$\overline{R}_D$ 为异步清零端，当 $\overline{R}_D = 0$ 时，无论其他输入端为何状态，都使 $Q_0Q_1Q_2Q_3 = 0000$。

（2）置数功能：S_1、S_0 是两个控制端，可取得四种控制信号（$S_1S_0 = 00$、01、10、11）。当 $\overline{R}_D = 1$，$S_1S_0 = 11$ 时，在 CP 上升沿作用下，使 $D_0 \sim D_3$ 端输入的数码 $d_0 \sim d_3$ 并行送入寄存器，即寄存器并行置数，$Q_0Q_1Q_2Q_3 = d_0d_1d_2d_3$。

（3）右移功能：当 $\overline{R}_D = 1$，$S_1S_0 = 01$ 时，在 CP 上升沿作用下，$Q_1 = Q_0^n$、$Q_2 = Q_1^n$、$Q_3 = Q_2^n$，寄存器向右移位。

（4）左移功能：当 $\overline{R}_D = 1$，$S_1S_0 = 10$ 时，在 CP 上升沿作用下，$Q_0 = Q_1^n$、$Q_1 = Q_2^n$、$Q_2 = Q_3^n$，寄存器向左移位。

（5）保持功能：当 $\overline{R}_D = 1$，$S_1S_0 = 00$ 时，无论其他输入端为何种状态，寄存器都保持原态不变。

【实验步骤】

1．用74LS175组成单向移位寄存器 74LS175是四 D 触发器，其引脚排列如图20-3所示，内部具有四个独立的 D 触发器，可以直接构成右移四位移位寄存器，电路如图20-4所示。

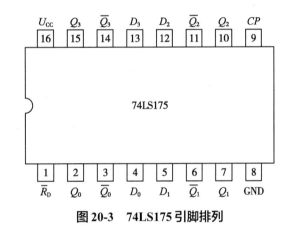

图20-3　74LS175引脚排列

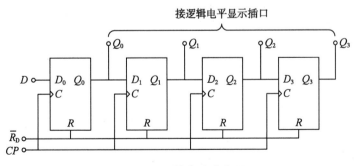

图20-4　四位右移寄存器

（1）按图20-4接线，Q_0、Q_1、Q_2、Q_3 这4个输出端分别接至逻辑电平显示输入插口，CP 时钟输入先不接入电路中。

（2）连接线路完毕，检查无误后加 + 5V 电源，首先令 $\overline{R}_D = 0$（给出一个低电平信号清零），再将开关置于高电平，即将4个 D 触发器输出端全部置零，记录 Q_0、Q_1、Q_2、Q_3 输出端的状态。

（3）D 端依次送入二进制数码 1011，同时 CP 端加 4 个脉冲信号（手动控制的单步脉冲源或 1Hz 连续脉冲源的信号），观察 Q_0、Q_1、Q_2、Q_3 输出端的状态，将记录并行输出结果。

（4）CP 端再加 4 个脉冲信号，观察 Q_3 输出端的状态变化，实现数据的串行输出，并记录串行输出结果。

2．测试 74LS194（或 CC40194）的逻辑功能 按图 20-5 接线，$\overline{R}_D$、S_1、S_0、D_{IR}、D_{IL}、D_0、D_1、D_2、D_3 分别接至逻辑开关的输出插口；Q_0、Q_1、Q_2、Q_3 接至逻辑电平显示输入插口；CP 端接单次脉冲源。按表 20-2 所规定的输入状态，逐项进行测试，并记录输出结果。

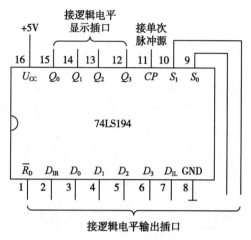

图 20-5　74LS194 逻辑功能测试

（1）清除：令 $\overline{R}_D = 0$，其他输入均为任意状态，观察此时 Q_0、Q_1、Q_2、Q_3 应输出端状态，并记录在表 20-2 中。清除后，置 $\overline{R}_D = 1$。

（2）置数：令 $\overline{R}_D = S_1 = S_0 = 1$，送入任意 4 位二进制数，如 $D_0D_1D_2D_3 = abcd$，加 CP 脉冲，观察 $CP = 0$、CP 由 $0 \rightarrow 1$、CP 由 $1 \rightarrow 0$ 三种情况下寄存器输出状态的变化，观察寄存器输出状态变化是否发生在 CP 脉冲的上升沿，记录输出结果。

（3）右移：清零后，令 $\overline{R}_D = 1$，$S_1 = 0$，$S_0 = 1$，由右移输入端 D_{IR} 送入二进制数码如 0110，由 CP 端连续加 4 个脉冲，观察输出端状态并记录。

（4）左移：先清零，再令 $\overline{R}_D = 1$，$S_1 = 1$，$S_0 = 0$，由左移输入端 D_{IL} 送入二进制数码如 1001，连续加四个 CP 脉冲，观察输出端状态并记录。

（5）保持：寄存器置入任意 4 位二进制数码 $abcd$，令 $\overline{R}_D = 1$，$S_1 = S_0 = 0$，加 CP 脉冲，观察寄存器输出状态，并记录在表 20-3 中。

表 20-3　74LS194 逻辑功能测试

清除	模式		时钟	串行		输入				输出				功能总结
$\overline{R}_D$	S_1	S_0	CP	D_{IR}	D_{IL}	D_0	D_1	D_2	D_3	Q_0	Q_1	Q_2	Q_3	
0	×	×	×	×	×	×	×	×	×					
1	1	1	↑	×	×	a	b	c	d					
1	0	1	↑	0	×	×	×	×	×					
1	0	1	↑	1	×	×	×	×	×					
1	0	1	↑	1	×	×	×	×	×					
1	0	1	↑	0	×	×	×	×	×					
1	1	0	↑	×	1	×	×	×	×					
1	1	0	↑	×	0	×	×	×	×					
1	1	0	↑	×	0	×	×	×	×					
1	1	0	↑	×	1	×	×	×	×					
1	0	0	↑	×	×	×	×	×	×					

3. 节日彩灯电路 用四位双向移位寄存器 74LS194 和与非门 74LS00 设计一个节日彩灯电路,设计要求为:当输入连续脉冲时,四个发光二极管($L_1 \sim L_4$)右移逐位亮,继而右移逐位灭。参考电路如图 20-6 所示,将实现结果记录在状态转换表中。

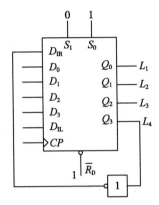

图 20-6 节日彩灯电路

【注意事项】

1. 寄存器串行输入端送入数据时,要与时钟信号保持同步,先送入数据,再加 CP 脉冲。

2. 实验过程中要先熟悉所用芯片的引脚及逻辑功能,再连接线路通电测试。

【思考题】

1. 如何用 74LS194 构成 4 位串、并行转换电路?

2. 若进行左移循环移位,图 20-4 接线应如何改接?

(高铭泽)

实验二十一 计 数 器

【实验目的】

1. 掌握中规模集成计数器的逻辑功能及使用方法。
2. 熟悉触发器、集成计数器构成任意进制计数器的方法。
3. 学会计数器的应用。

【实验器材】

数字电路实验箱一台；集成芯片 74LS112、74LS74 各两只；集成芯片 74LS161、74LS20 各一只。

【实验原理】

计数器是一个用以实现计数功能的时序电路，它不仅可用来计脉冲个数，还常用作数字系统的定时、分频和执行数字运算以及其他特定的逻辑功能。计数器种类很多。按构成计数器中的各触发器是否使用一个时钟脉冲源来分，有同步计数器和异步计数器。根据计数制的不同，分为二进制计数器、十进制计数器和任意进制计数器。根据计数的增减趋势，又分为加法、减法和可逆计数器。还有可预置数和可编程序功能计数器等。使用者只要借助于器件手册提供的功能表和工作波形图以及引出端的排列，就能正确地运用这些器件。

1. 同步加法计数器　如图 21-1 所示的四位二进制同步加法计数器。由于计数脉冲同时加到各位触发器，它们的状态变换与计数脉冲同步，这是"同步"名称的由来。

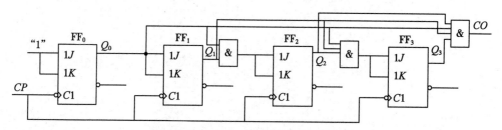

图 21-1　四位二进制同步加法计数器

根据给定的计数器写出电路的驱动方程和输出方程：

$$J_0 = K_0 = T_0 = 1$$

$$J_1 = K_1 = T_1 = Q_0^n$$

$$J_2 = K_2 = T_2 = Q_1^n Q_0^n$$

$$J_3 = K_3 = T_3 = Q_2^n Q_1^n Q_0^n$$

$$CO = Q_3^n Q_2^n Q_1^n Q_0^n$$

将驱动方程代入到触发器特性方程 $Q^{n+1} = J\overline{Q^n} + \overline{K}Q^n$ 中，得到状态方程：

$$Q_0^{n+1} = J_0\overline{Q_0^n} + \overline{K_0}Q_0^n = \overline{Q_0^n}$$

$$Q_1^{n+1} = J_1\overline{Q_1^n} + \overline{K_1}Q_1^n = \overline{Q_1^n}Q_0^n + Q_1^n\overline{Q_0^n}$$

$$Q_2^{n+1} = J_2\overline{Q_2^n} + \overline{K_2}Q_2^n = \overline{Q_2^n}Q_1^nQ_0^n + Q_2^n\overline{Q_1^nQ_0^n}$$

$$Q_3^{n+1} = J_3\overline{Q_3^n} + \overline{K_3}Q_3^n = \overline{Q_3^n}Q_2^nQ_1^nQ_0^n + Q_3^n\overline{Q_2^nQ_1^nQ_0^n}$$

由状态方程和输出方程可得四位二进制同步加法计数器的状态真值表如表21-1所示。

表21-1 四位二进制加法计数器的状态表

计数脉冲数	二进制数				
	Q_3	Q_2	Q_1	Q_0	CO
0	0	0	0	0	0
1	0	0	0	1	0
2	0	0	1	0	0
3	0	0	1	1	0
4	0	1	0	0	0
5	0	1	0	1	0
6	0	1	1	0	0
7	0	1	1	1	0
8	1	0	0	0	0
9	1	0	0	1	0
10	1	0	1	0	0
11	1	0	1	1	0
12	1	1	0	0	0
13	1	1	0	1	0
14	1	1	1	0	0
15	1	1	1	1	1
16	0	0	0	0	0

由以上分析可知：这是由四位 T 触发器组成的同步二进制加法计数器。它的最低位触发器 FF_0 的驱动方程 $T_0 = 1$，触发器工作在计数状态，因此每来一个计数脉冲触发沿，最低位触发器 FF_0 的状态就翻转一次。除最低外，其他各触发器（第 i 位触发器）的驱动方程为：

$$T_i = Q_{i-1}^nQ_{i-2}^n \cdots Q_1^nQ_0^n$$

这说明除最低位触发器外，第 i 位触发器只有在其所有低位触发器状态均为 1 时，$J_i = K_i = T_i = 1$，此时当下一个计数脉冲触发沿到来时，其所有低位触发器状态均由 1 翻转为 0，产生下降沿作为向第 i 位触发器发出进位信号，使第 i 位触发器翻转。这符合二进制加法运算规则。输出方程 $CO = Q_3^nQ_2^nQ_1^nQ_0^n$，当输入 15 个计数脉冲触发沿后，计数器进位输出 CO 由 0 变为 1，当第 16 个计数脉冲触发沿到来后，CO 由 1 变为 0，计数器输出一个脉冲下降沿向高位计数器进位，即作为高位计数器的计数脉冲信号。

2. 异步加法计数器 如图21-2所示，三位二进制异步加法计数器的连接特点是将最低位 JK 触发器 CP 端接计数脉冲，再由低位触发器的 Q 端和高一位的脉冲输入 CP 端连接。

这种计数器之所以称为"异步"加法计数器,是由于计数脉冲不是同时加到各位触发器,而只加到最低位触发器,其他各位触发器则由相邻低位触发器输出的进位脉冲来触发,因此他们的状态变换有先有后,是异步。

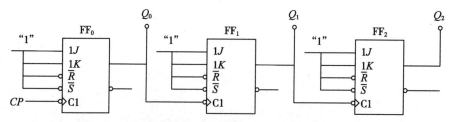

图21-2 由 JK 触发器组成的三位二进制异步加法计数器

D 触发器同样可以构成二进制异步加法计数器,图21-3是用三只 D 触发器构成的三位二进制异步加法计数器,它的连接特点是将每只 D 触发器接成 T' 触发器,再由低位触发器的 $\overline{Q}$ 端和高一位的 CP 端相连接。若将图21-3稍加改动,即将低位触发器的 Q 端与高一位的 CP 一端相连接,即构成了一个三位二进制减法计数器。

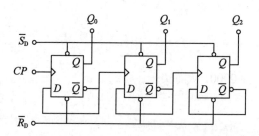

图21-3 由 D 触发器组成的三位二进制异步加法计数器

3. 集成计数器 集成计数器有二进制计数器、十进制计数器,它们都具有清除、置数、计数等功能。集成计数器中的清零、置数控制有同步清零、同步置数(即清零、置数都需借助 CP 脉冲实现),也有异步清零、异步置数(即清零、置数不需要 CP 脉冲)。

74LS161是四位16进制同步计数器,有异步清零端 $\overline{R}_D$ 和同步置数端 $\overline{LD}$。ET 和 EP 为计数控制端,$D_0 \sim D_3$ 为预置数的数据输入端,$Q_0 \sim Q_3$ 为输出端,CO 为进位输出端。74LS161的外引脚图如图21-4所示。主要功能如表21-2分析可得:

(1)异步清零功能:当 $\overline{R}_D$(低电平有效)$=0$ 时,输出立刻清零,即 $Q_3Q_2Q_1Q_0=0000$。

(2)同步并行置数功能:当 $\overline{R}_D=1$(不异步置0时),$\overline{LD}$(置数端低电平有效)$=0$ 时;且当同步脉冲信号 CP 上升沿到来时,预置数输入数据 $D_3 \sim D_0$ 被置入计数器,即 $Q_3Q_2Q_1Q_0=D_3D_2D_1D_0$。

(3)计数器功能:当 $\overline{R}_D=1$,$\overline{LD}=1$(不异步置0,不同步置数时),$ET \cdot EP=1$ 时,CP 输入计数脉冲(上升沿有效)时,计数器进行二进制加法计数。

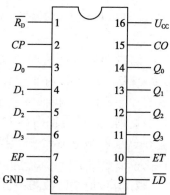

图21-4 74LS161 外引脚图

（4）保持功能：当 $\overline{R_{\mathrm{D}}}=1$，$\overline{LD}=1$（不异步置0，不同步置数时），且 $ET \cdot EP = 0$ 时，计数器保持原来的状态不变，进位输出信号 $CO = ET \cdot Q_3 Q_2 Q_1 Q_0$。

如 $EP = 0$，$ET = 1$ 时，则 $CO = Q_3 Q_2 Q_1 Q_0$，即 CO 不变；如 $ET = 1$，$EP = 0$ 时，则 $CO = 0$，即 CO 为低电平。

表21-2　74LS161功能表

输入									输出			
$\overline{R_{\mathrm{D}}}$	$\overline{LD}$	ET	EP	CP	D_3	D_2	D_1	D_0	Q_3	Q_2	Q_1	Q_0
0	×	×	×	×	×	×	×	×	0	0	0	0
1	0	×	×	↑	a	b	c	d	a	b	c	d
1	1	1	1	↑	×	×	×	×	计数			
1	1	0	×	×	×	×	×	×	保持			
1	1	×	0	×	×	×	×	×	保持			

4. 任意进制计数器设计　利用输出信号对输入端的不同反馈，可以实现任意进制的计数器。实现的方法有置数法和复位法。

（1）置数法：利用 74LS161 的同步置数端 $\overline{LD}$，强行中止其计数趋势，返回到并行输出 $Q_3 Q_2 Q_1 Q_0$ 状态。如将输入端 D_3、D_2、D_1、D_0 全部接地，当计数器计到 0110（十进制的 6）时，输入端 $Q_2 Q_1$ 经与非门送到 $\overline{LD}$ 端，呈置数状态，当下一个时钟脉冲到来时，计数器的输出端等于输入端，即 $Q_3 Q_2 Q_1 Q_0 = 0000$，从而实现了 7 进制计数。其接线如图 21-5 所示。

（2）复位法：利用 74LS161 的异步清零端 $\overline{R_{\mathrm{D}}}$，强行中止其计数趋势，返回到初始零态。如设初态为 0，则在前 6 个计数脉冲作用下，计数器 $Q_3 Q_2 Q_1 Q_0$ 按四位二进制规律从 0000～0110 正常计数。当第 7 个计数脉冲到来后，计数器状态 $Q_3 Q_2 Q_1 Q_0 = 0111$，这时，通过与非门强行将 $Q_2 Q_1 Q_0$ 的 1 引回到 $\overline{R_{\mathrm{D}}}$ 端，借助异步清零功能，使计数器回到 0000 状态，从而实现 7 进制计数。其接线如图 21-6 所示。

由于 74LS160 是异步清零，所以电路的 0111 状态只是瞬间，它会引起译码器误动作，因此很少采纳。

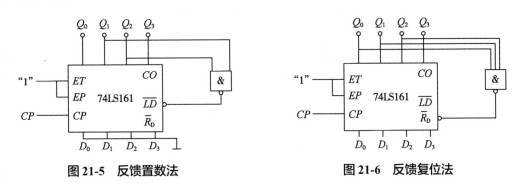

图21-5　反馈置数法　　　　　　　图21-6　反馈复位法

【实验步骤】

1. 用 74LS112 和 74LS74 两种触发器分别构成四位二进制异步加法计数器

（1）按图 21-7 连接，触发器的 J、K、置位端 $\overline{S}$、清零端 $\overline{R}$ 接高电平（防止外界干扰），CP 端接单次脉冲。

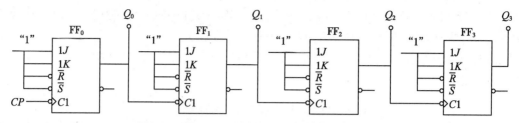

图 21-7　74LS112 构成四位二进制加法计数器

（2）逐个送入单次脉冲，观察并列表记录 $Q_0 \sim Q_3$ 状态，在实验报告上绘制表 21-3 并将实验结果填入表中。

（3）将单次脉冲改为 1Hz 的连续脉冲，观察并记录 $Q_0 \sim Q_3$ 的状态，在实验报告上绘制表 21-3 并将实验结果填入表中。

（4）按图 21-8 连线，用 74LS74 构成四位二进制加法计数器，并重复（2）和（3）步骤。

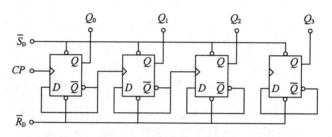

图 21-8　74LS74 构成四位二进制加法计数器

2. 集成计数器 74LS161 功能测试

（1）测试计数器 74LS161 的清零、置数、保持功能：按表 21-3 的要求改变输入端状态，观察 $Q_0 \sim Q_3$ 状态变化，在实验报告上绘制表 21-3 并将实验结果填入表中。

（2）测试计数器 74LS161 的计数功能：$\overline{R}_D = 1$，$\overline{LD} = 1$，$ET \cdot EP = 1$ 时，CP 输入计数脉冲（上升沿有效）时，观察 $Q_0 \sim Q_3$ 状态变化，在实验报告上绘制表 21-3 并将实验结果填入表中。

表 21-3　74LS161 计数功能测试表

计数	输出			
	Q_3	Q_2	Q_1	Q_0
0				
1				
2				
3				
4				
5				
6				
7				
8				
9				

续表

计数	输出			
	Q_3	Q_2	Q_1	Q_0
10				
11				
12				
13				
14				
15				
16				

（3）任意进制计数器设计：用 74LS161 设计一个九进制的计数器。写出设计步骤、画出电路图、进行逻辑功能测试。

【注意事项】

1. 在实验前要先熟悉 JK 触发器和 D 触发器的工作原理。

2. 鉴于高位在左低位在右的读数习惯，四位二进制计数器的输出 $Q_3Q_2Q_1Q_0$ 连接指示灯的顺序应为从左依次向右连接。

【思考题】

1. 分析 74LS74 构成的四位二进制异步加法计数器的工作原理。

2. 如何用 74LS74 构成四位二进制减法计数器？试画出电路图。

（冯　健）

第四部分 综合应用

实验二十二 多级放大器

【实验目的】

1. 掌握多级放大器电压放大倍数及输入电阻的测量方法。

2. 熟悉多级放大器各级之间的相互影响。

3. 了解共射放大电路和共集放大电路及其构成的多级放大电路输入和输出的相位关系。

【实验器材】

直流稳压电源、示波器、信号发生器、万用表各1台；三极管2只；电阻和导线若干。

【实验原理】

在单管放大电路实验中我们已经知道，生物医学信号如心电、脑电或磁共振信号一般都很微弱，必须经过放大才能被测量、显示和记录。但是单管放大电路的放大倍数仅有数十倍，要把一个微弱的信号放大到足够大的数值，可能要几千到几十万的放大倍数。在实际工作中，为了放大非常微弱的信号，需要把若干个单管放大电路连接起来，组成多级放大器，把信号不断地接力放大，以获得更高的放大倍数和功率输出。所以实际应用的放大器，往往都是多级放大器。

1. 多级放大器的级间耦合方式 多级放大电路内部各级之间的连接方式称为耦合方式。级间耦合的任务是把前一级输出的信号传递到后一级，对级间耦合的基本要求是：耦合方式尽量不影响前、后级晶体管原有的静态工作点；把前一级的输出信号尽可能多地传递到后一级；失真小。常用的耦合方式有三种，即阻容耦合方式、直接耦合方式和变压器耦合方式。

通过电容和电阻将信号由一级传输到另一级的过程叫阻容耦合。电容的隔直作用使前、后两级的直流通路隔断，从而保持各级的静态工作点不受影响。而电容的通交作用可以使前一级放大电路的输出信号传递到后一级放大电路的输入端，从而使交流信号逐级放大。因此阻容耦合放大电路只能放大交流信号，不能放大直流信号。

变压器耦合多级放大电路中，耦合元件是变压器。它的作用是：通过变压器的初次级绕阻使放大电路的前级和后级的直流通路各自保持独立，而交流信号通过变压器耦合传输；还可以通过选择变压器的初次级绕阻的匝数比，实现放大电路间的阻抗匹配，以达到最大功率传输。但变压器的体积大，频率特性差，不便集成化。

多级放大电路之间，直接或通过对直流导电元件连接的方式称为直接耦合。这种耦合方式电路简单，便于集成化，它不仅能放大交流信号，而且也能放大变化十分缓慢的直流信号。图22-1所示电路通过电阻将信号由一级传输到另一级，是两级直接耦合放大器。

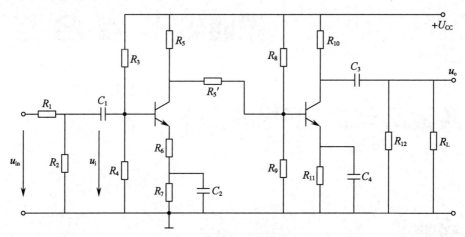

图 22-1　两级直接耦合放大器

2．多级放大器的分析方法　多级放大器的分析是在单级放大器分析的基础上进行的，本次实验将对图 22-1 两级直接耦合放大器进行分析，在该图放大电路中，前后级相互影响，因此在分析多级放大电路时，要把第一级放大电路的输出信号作为第二级放大电路的输入信号，其内阻就是第一级放大电路的输出电阻，后级放大电路的输入电阻就是前级放大电路的负载。通过推导，可以得到多级放大电路主要性能指标。

（1）电压放大倍数：　$A_u = A_{u1} A_{u2} \ldots A_{un}$

（2）输入电阻：　$r_i = r_{i1}$

（3）输出电阻：　$r_o = r_{on}$

多级放大器的分析方法总结如下：

（1）多级放大电路的电压放大倍数为各级电压放大倍数之积。

（2）计算每一级电压放大倍数时，不要忘记后面一级放大电路的输入电阻就是前一级的负载电阻，它影响前一级的放大倍数。

（3）多级放大电路的输入电阻就是第一级放大电路的输入电阻，计算第一级放大电路的输入电阻时，要考虑第二级的输入电阻可能会对第一级的输入电阻产生影响。例如，第一级是射极输出器时，第二级输入电阻的大小，将直接影响第一级的输入电阻。

（4）多级放大电路的输出电阻就是最后一级的输出电阻。但最后一级是射极输出器时，前一级的输出电阻会对末级输出电阻有影响。

3．输入电压和输出电压的相位关系　共发射极放大电路的输入电压和输出电压为反相关系，共集电极放大电路的输入电压和输出电压为同相关系。

在输入交流信号的情况下，当基极输入信号变正时，基极电流增大，集电极电流也增大，此时集电极电流与基极电流是同相的。在共发射极放大电路中，由于集电极电阻的存在，这个同相的电流产生的电压却是在向负的方向变动的，即集电极电压在下降。这个集电极电压的变动与基极电压的变动正好相反，因此输入电压与输出电压是反相的；而在共集电极放大电路中，由于发射极电阻的存在，这个同相的电流产生的电压是在向正的方向变动的，即发射极电压在升高，发射极电压的变动与基极电压的变动正好相同，因此输入电压与输出电压是同相的。

【实验步骤】

1. 测试两级放大电路的静态工作点

（1）按实验线路图 22-1 接线（各元件参数可在保证实验结果准确的情况下自行设定），检查接线正确无误后，方可接通电源。

（2）用数字万用表直流电压挡分别测量第一级、第二级的静态工作点，记入表 22-1 中，并计算出每一级的 I_C 值。

2. 放大倍数和输出电阻的测量

（1）输入端接入正弦波信号源，调节使 $u_{in} = 100\text{mV}$（用示波器测量电压峰 - 峰值，以下同此）、$f = 1\text{kHz}$。接入衰减电阻 $R_2(R_1 = 100R_2)$，使 $u_i = 1\text{mV}$，用示波器监视输出波形。在波形不失真且无振荡的条件下，按表 22-2 的要求进行测量并填表。

（2）根据实测值计算电压放大倍数 A_u，A_{uL} 和输出电阻 r_o，输出电阻 r_o 的计算公式为：$r_o = (\dfrac{u_o}{u_{oL}} - 1)R_L$。式中，$u_o$ 是输出空载时的输出电压，u_{oL} 是接入负载 R_L 时的输出电压。

3. 输入电阻的测量

（1）在图 22-1 电路的输入回路中，去掉衰减电阻 R_2，同时加入 $f = 1\text{kHz}$ 的正弦信号 u_{in}，输出端空载。

（2）调整 u_{in} 值，监测输出信号为最大不失真。按表 22-3 所示，测量 u_{in} 和 u_i，计算输入电阻。计算公式为：$r_i = \dfrac{u_i}{u_{in} - u_i}R_1$。

4. 观察各级输入电压和输出电压的相位关系

（1）按图 22-1 连线，此时第一级和第二级放大电路均为共发射极放大电路。

（2）选择 u_i 适当幅度（频率 $f = 1\text{kHz}$）使输出信号在示波器上有满幅正弦波显示（不失真），在表 22-4 中画出输入信号和每一级放大电路的输出信号的波形图。

（3）将图 22-1 中第一级放大电路改造成共集电极放大电路，重复步骤（2）。

（4）将图 22-1 中第二级放大电路改造成共集电极放大电路，重复步骤（2）。

（5）将图 22-1 中第一级和第二级放大电路全都改造成共集电极放大电路，重复步骤（2）。

表 22-1　静态工作点的测量

分类	U_B/V	U_E/V	U_C/V	I_C/mA
第一级				
第二级				

表 22-2　放大倍数和输出电阻的测量

$R_L/\text{k}\Omega$	u_i/mV	u_o/mV	A_u	$r_o/\text{k}\Omega$
∞	1			
$R_L/\text{k}\Omega$	u_i/mV	u_{oL}/mV	A_{uL}	
	1			

表 22-3　输入电阻的测量

u_{in} /mV	u_i /mV	r_i /kΩ

表 22-4　各级输入电压和输出电压的相位关系

分类	输入	第一级输出	第二级输出
第一级共射，第二级共射			
第一级共集，第二级共射			
第一级共射，第二级共集			
第一级共集，第二级共集			

【注意事项】

1. 测试静态工作点时如果存在信号干扰可以将交流两输入端短接。

2. 在观察输入和各级输出波形时要确保波形是完整的正弦波，避免失真。

【思考题】

1. 结合理论知识，观察多级放大电路中共集放大电路的放大倍数是否近似等于1？

2. 如何测量多级放大电路每一级和总的通频带？试设计实验步骤。

（冯　健）

实验二十三　运算放大器的应用——自动亮度控制电路

【实验目的】

1. 掌握自动亮度控制电路的测试方法。

2. 学会运算放大器应用电路的一般分析方法。

【实验器材】

可调稳压电源、万用电表各 1 台；NPN 型、PNP 型三极管各 1 只；红、白发光二极管各 1 只；运算放大器 1 块；电阻、导线若干。

【实验原理】

1. 运算放大器理想化条件　运算放大器是应用非常广泛地模拟器件之一。其理想化模型是：

$$R_i = \infty \quad R_o = 0 \quad A_d = \infty \quad K_{CMRR} = \infty \tag{23-1}$$

根据式（23-1），运算放大器在实际应用电路中还可以近似得到

$$U_+ \approx U_- \qquad I_i \approx 0$$

$U_+ = U_-$，同相端与反相端近似短路，即虚短；$I_i = 0$，同相端与反相端近似断路，即虚断。当 $U_+ = U_-$ 时，运算放大器输出零电位；当 $U_+ > U_-$ 时，运算放大器输出正电位；当 $U_+ < U_-$ 时，运算放大器输出负电位。

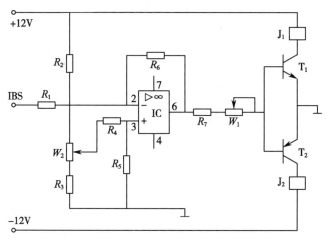

图 23-1　自动亮度控制电路原理

2. IBS 电路分析　图 23-1 是运算放大器在 X-TV 系统中自动亮度（automatic brightness control，ABC）控制的典型应用电路，此电路又称为影像亮度稳定（imaging brightness stabilize，IBS）电路。IBS 信号来自视频放大器，其大小受视频信号控制。若视频信号强，即图像亮度大，入射人体的 X 射线强度大，此时 IBS 信号增加；若视频信号弱，即图像亮度较

弱,入射人体的 X 射线强度小,此时 IBS 信号减少。正常 X-TV 透视情况下,X-TV 系统的 IBS 信号在 4V 左右变化。在图 23-1 中,IBS 信号通过 R_1 加到运放 IC 的反相输入端,作为控制端。12V 电压通过 R_2、W_2、R_3 分压后取出电压,再经 R_4、R_5 分压加在运放 IC 的同相输入端,此电压作为亮度基准电位。利用运算放大器虚断概念,可以通过电路分析得到:

$$U_+ = \frac{R_5}{R_4 + R_5} \cdot \frac{R_3 + W}{R_3 + W_2 + R_2} \cdot E_C \tag{23-2}$$

式(23-2)中,W 为 W_2 下部可调电阻值,调整 W_2 阻值的大小,改变运放 IC 的同相端电压 U_+,也就改变了与 IBS 相比较的参考电位,从而也就确定了运放 IC 在何时刻发生状态改变。因此 W_2 为图像亮度控制调节器。若图像亮度过强,IBS 信号增大,运放 $U_+<U_-$。IC 输出负电位,负电位经 R_7 与 W_1 限流后加在了 T_1、T_2 基极,T_2 导通,继电器 J_2 得电工作,其触点控制电路接通,使伺服电机反转。从而使透视管电压下降,图像亮度降低,U_- 减小,直到 $U_+=U_-$,IC 输出为 0,T_1、T_2 截止为止。反之,若图像亮度低,IBS 信号小,$U_+>U_-$,IC 输出为正电位,T_1 导通,伺服电机正转。透视管电压升高,直到合适亮度(由 W 确定)为止。图中 W_1 为控制电路响应灵敏度可调电阻器,R_1 与 R_6 组成负反馈电路,使电路工作更可靠。

【实验步骤】

为了方便实验测量及现象观察,在不对整个电路的工作原理做很大改变的前提下,实验对图 23-1 作了一些改动,形成了实验电路图 23-2。图 23-1 中的 R_7、W_1 合并为 R_7,选择一个合适的响应灵敏度;J_1、J_2 分别用发光二极管与限流电阻串联而成,D_1 为红色发光管,D_2 为白色发光管,IBS 信号用可调稳压电源代替。

器材参数:IC 为 μA741、T_1 为 2SC9011、T_2 为 2SC9012、D_1 红色发光二极管、D_2 白色发光二极管、$R_1 = R_2 = R_4 = R_8 = R_9 = 10\text{k}\Omega$、$R_3 = 3.9\text{k}\Omega$、$R_5 = R_6 = 130\text{k}\Omega$、$R_7 = 1\text{k}\Omega$、$W_2$ 为 10kΩ 可调精密电阻器。

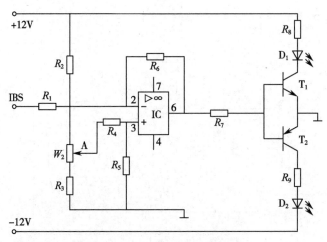

图 23-2 自动亮度控制实验电路

1. 按图 23-2 连接实验电路,确保电路连接正确无误。

2. 调整 W_2 阻值,使其动触点端 A 输出直流电压 $U_A = 4\text{V}$。

3. 调节可调稳压源的输出电压,分别在表 23-1 所示的 IBS 电位下测量 IC 输出电压 U。的大小,并观察发光管的发光情况,数据与观察现象记录在表 23-1 中。

表 23-1　$U_A = 4.0V$ 时测量与观察现象表

IBS/V	2.0	3.0	3.5	3.8	4.0	4.2	4.5	5.0	6.0
U_o/V									
红发光管									
白发光管									

4．调 W_2 使 U_A 为 3.5V，测量数据与观察现象填入表 23-2。

表 23-2　$U_A = 3.5V$ 时测量与观察现象表

IBS/V	2.0	3.0	3.3	3.5	3.7	4.0	4.5	5.0	6.0
U_o/V									
红发光管									
白发光管									

5．调 W_2 使 U_A 为 4.5V，测量数据与观察现象填入表 23-3。

表 23-3　$U_A = 4.5V$ 时测量与观察现象表

IBS/V	2.0	3.0	3.5	4.0	4.3	4.5	4.7	5.0	6.0
U_o/V									
红发光管									
白发光管									

【注意事项】

1．运算放大器在使用中一定要注意引脚功能，尤其是正负电源引脚不能接线错误。

2．可调电阻器 W_2 调节时务必小心，旋到极限位置时，必须停止。

3．半导体三极管一个是 PNP 型，一个是 NPN 型，不能相互替代。

【思考题】

1．W_2 起何作用？为什么说 W_1 是灵敏度响应调节器？

2．通过分析表 23-1、表 23-2、表 23-3 数据，说明为什么在 U_A 点电压附近，需要精确测量。

3．从理论知识我们知道，运算放大器内部反相端与同相端具有"对称"性，在本实验电路图中，是如何保证运算放大器的外部电路也具有"对称"性？

4．在理想运算放大器中，运算放大器的同相端与反相端电压 $U_+ = U_-$。在本实验中当 IBS 电位与 U_A 电位不相等，相差很大时，U_+ 与 U_- 是否相差也很大，测量数据能说明这个问题吗？

5．发光二极管电路中为什么要串接电阻 R_8 与 R_9，你能初步估算其阻值的大小吗？

6．A 点电位怎样估算？

（陈建方）

实验二十四 数字电路设计与应用

随着大规模数字芯片的集成和人们对电路功能的不断追求，数字电路应用也越来越广泛。本实验是在完成基本数字电路实验项目的基础上，结合实际应用，归纳了四个实验项目，通过对这些电路的设计和操作，不仅可以学会应用型电路的设计原理和方法、锻炼动手能力，而且还能扩展同学们的视野。

一、病房呼叫系统

【实验目的】

1. 掌握用组合逻辑电路设计及调试病房呼叫系统的方法。
2. 熟悉组合逻辑电路的特点及分析、设计方法。

【实验器材】

数字电路实验箱、示波器、万用电表、信号发生器各 1 台；四二输入与非门 74LS00 2 只、三三输入与门 74LS11 4 只、优先编码器 74LS148 1 只；导线若干。

【实验原理】

病房呼叫系统是病人请求医生查房的紧急呼叫工具。医院有一、二、三、四间病房，每室设有呼叫按钮，同时在护士值班室装有一、二、三、四号指示灯。现要求当一号病房按钮按下时，无论其他病房按钮是否按下，只有一号灯亮；当一号病房按钮没有按下，而二号病房按钮按下时，无论三、四号病房的按钮是否按下，只有二号灯亮。以此类推，只有在一、二、三号病房的按钮均未按下而四号病房的按钮按下时，四号灯才亮。设计一个满足上述要求的组合逻辑电路，给出控制四个指示灯状态的高、低电平信号。病房呼叫系统功能框图如图 24-1 所示。

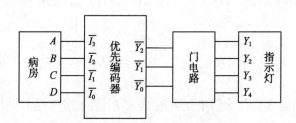

图 24-1 病房呼叫系统原理图

1. 器件介绍　74LS00 集成了四个二输入与非门电路，引脚结构可参见附录一。74LS11 集成了三个三输入与门电路，其内部构成如图 24-2 所示。

74LS148 属于优先编码器，它的优点是当多个输入端同时有信号时，电路只对其中优先级别最高的输入信号进行编码。表 24-1 是 74LS148 优先编码器真值表。由表可见，它有八

个输入变量 $\overline{I_0} \sim \overline{I_7}$，三个输出变量 $\overline{Y_0} \sim \overline{Y_2}$，它们都是反变量。表示输入输出均为低电平有效，即输入为 0 时有编码要求。

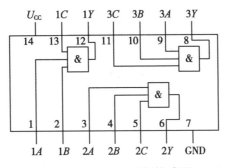

图 24-2　74LS11 内部构成图

表 24-1　74LS148 优先编码器真值表

输入端									输出端				
$\overline{ST}$	$\overline{I_7}$	$\overline{I_6}$	$\overline{I_5}$	$\overline{I_4}$	$\overline{I_3}$	$\overline{I_2}$	$\overline{I_1}$	$\overline{I_0}$	$\overline{Y_2}$	$\overline{Y_1}$	$\overline{Y_0}$	$\overline{Y_{EX}}$	Y_S
1	×	×	×	×	×	×	×	×	1	1	1	1	1
0	1	1	1	1	1	1	1	1	1	1	1	1	0
0	0	×	×	×	×	×	×	×	0	0	0	0	1
0	1	0	×	×	×	×	×	×	0	0	1	0	1
0	1	1	0	×	×	×	×	×	0	1	0	0	1
0	1	1	1	0	×	×	×	×	0	1	1	0	1
0	1	1	1	1	0	×	×	×	1	0	0	0	1
0	1	1	1	1	1	0	×	×	1	0	1	0	1
0	1	1	1	1	1	1	0	×	1	1	0	0	1
0	1	1	1	1	1	1	1	0	1	1	1	0	1

　　2. 设计思路　　本实验主要是通过四个开关高低电平的切换来使对应病房的灯亮，从而模拟出实际生活中对病房管理的方式。因为系统有四条线路，我们可以选择 8 线 -3 线优先编码器 74LS148 进行编码，主要作用是控制对应病房号的优先级别。因其输出需要接在四个 LED 指示灯上，优先编码器 74LS148 的输出信号还需接上与非门及与门变为四个输出信号，通过灯亮来提示对应病房的呼叫。

　　【实验步骤】

　　1. 按照组合逻辑电路设计步骤，定义输入输出变量、列真值表、写出逻辑函数表达式、画出逻辑电路图，选择适当的电路芯片合理布线设计实验电路。

　　2. 打开数字电路实验箱，观察实验箱，找到本实验所用的芯片、电源接口、接地接口的位置。

　　3. 按已画好的逻辑电路图接线。接好线后，在真值表中依次输入 A、B、C、D 四个信号，代表四个病房。因为输入端接优先编码器 74LS148，输入为"0"时有呼叫请求。输出端接发光二极管，灯亮则说明有病房呼叫，对应记录输出结果为"1"，反之记录为"0"。本实验有四个输入信号，则对应的组合情况有 16 种，将每种情况测得的实验结果记录在实验数据表 24-2 中。

表 24-2　病房呼叫系统真值表

输入端				输出端				输入端				输出端			
A	B	C	D	Y_1	Y_2	Y_3	Y_4	A	B	C	D	Y_1	Y_2	Y_3	Y_4
0	0	0	0					1	0	0	0				
0	0	0	1					1	0	0	1				
0	0	1	0					1	0	1	0				
0	0	1	1					1	0	1	1				
0	1	0	0					1	1	0	0				
0	1	0	1					1	1	0	1				
0	1	1	0					1	1	1	0				
0	1	1	1					1	1	1	1				

4. 分析实验结果，若实验记录的数据与实验要求的功能完全一致，则实验成功。若不一致，则需要继续查找原因，检查芯片与导线是否正常。

【注意事项】

1. 接线时注意编码器的优先级别。

2. 所有芯片引脚要确保有效插入实验箱面板上，避免漏接。

【思考题】

尝试不用优先编码器，只用与门和与非门来设计此电路。

（李　宁）

二、三人表决电路设计

【实验目的】

1. 熟悉组合逻辑电路及功能测试的特点。

2. 掌握 TTL 集成"与非"门逻辑电路的设计方法。

3. 了解集成电路的引脚排列及接线。

【实验器材】

数电实验箱、万用电表、信号发生器、直流稳压电源各 1 台；逻辑电平开关、逻辑电平显示器各 1 组；74LS20 2 只；74LS138、74LS153 各 1 只；电阻若干。

【实验原理】

本实验采用四输入端二与非门 74LS20，即在集成块内含有两个互相独立的与非门，每个与非门有四个输入端。其内部构成如图 24-3 所示。

"与非"门的逻辑功能是：当输入端中有一个或一个以上是低电平时，输出端为高电平；只有当输入端全部为高电平时，输出端才是低电平（即有"0"的"1"，全"1"的"0"）。

其逻辑表达式为 $Y = \overline{ABCD}$。

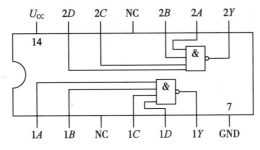

图 24-3　74LS20 内部构成图

TTL 电路对电源电压要求比较严格，电源电压 U_{CC} 只允许在 +5V±10% 的范围内工作，超过 5.5V 将损坏器件；低于 4.5V 器件的逻辑功能将不正常。使用集成块之前需要对其逻辑功能进行测试。图 24-4 为其中一个"与非"门的逻辑功能测试电路图，1、2、4、5 为电平输入端，6 为输出端。

本实验使用的二进制译码器 74LS138 和双四选一数据选择器 74LS153 请参阅实验十七，此处不再赘述。接下来介绍某种功能要求的三人表决电路的设计方法。

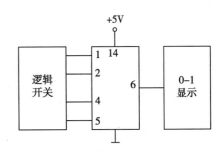

图 24-4　74LS20 逻辑功能测试电路

三人表决电路的设计：

设计一个 A、B、C 三人表决电路，以表决某一提案是否通过，结果实现"多数通过的原则"。

方法一：只用"与非"门实现（SSI 设计，本方法使用 74LS20 与非门实现）。

使用 74LS20 与非门实现三人表决电路：

（1）根据设计要求，设 3 个输入变量 A、B、C 分别代表 3 名决策者，输出变量设为 Y 代表表决结果。$Y=1$ 表示提案通过。

（2）按照设计要求和上述假设列出真值表，如表 24-3 所示。

表 24-3　表决电路真值表

输入			输出
A	B	C	Y
0	0	0	0
0	0	1	0
0	1	0	0
0	1	1	1
1	0	0	0
1	0	1	1
0	1	1	1
1	1	1	1

（3）由真值表写出逻辑函数表达式：

$$Y = \overline{A}BC + A\overline{B}C + AB\overline{C} + ABC$$

（4）用卡诺图进行化简：

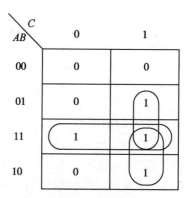

图 24-5　卡诺图

将卡诺图中各圈写成逻辑函数表达式形式，并转换成"与非"形式可得

$$Y = AB + AC + BC = \overline{\overline{AB} \cdot \overline{AC} \cdot \overline{BC}}$$

（5）画出用"与非"门构成的逻辑电路，如图 24-6 所示。该逻辑电路需要 4 个"与非"门，2 只 74LS20 四输入端二与非门刚好有 4 个"与非"门，其中 3 个"与非"门只使用 2 个输入端，最后 1 个"与非"门使用 3 个输入端。2 只 74LS20 四输入端二与非门的 14 脚都要接 +5V 电源和 7 脚都要接地。A、B、C 接逻辑开关，输出 Y 接到发光二极管（0-1 显示）。

方法二：使用二进制译码器 74LS138 和与非门 74LS20 实现（MSI 设计）。

设计步骤（1）（2）（3）同方法一，将逻辑表达式写成最小项的与非 - 与非式：

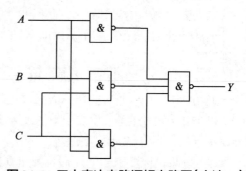

图 24-6　三人表决电路逻辑电路图（方法一）

$$Y = \overline{A}BC + A\overline{B}C + AB\overline{C} + ABC$$
$$= \overline{\overline{\overline{A}BC + A\overline{B}C + AB\overline{C} + ABC}}$$
$$= \overline{\overline{\overline{A}BC} \cdot \overline{A\overline{B}C} \cdot \overline{AB\overline{C}} \cdot \overline{ABC}}$$

画出用二进制译码器和与非门构成的逻辑电路，如图 24-7 所示。

方法三：用 74LS153 实现（MSI 设计）。

设计步骤（1）（2）（3）同方法一，将逻辑表达式变换成与数据选择器相对应的形式：

$$Y = \overline{A_1}\,\overline{A_0}D_0 + \overline{A_1}A_0 D_1 + A_1\overline{A_0}D_2 + A_1 A_0 D_3。$$

即：

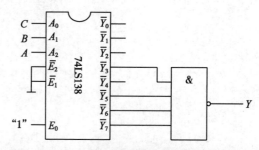

图 24-7　三人表决电路逻辑电路图（方法二）

$$Y = \overline{A}BC + A\overline{B}C + AB\overline{C} + ABC$$

$$= \overline{A}\overline{B} \cdot 0 + \overline{A}BC + A\overline{B}C + AB(\overline{C} + C)$$

$$= \overline{A}\overline{B} \cdot 0 + \overline{A}BC + A\overline{B}C + AB \cdot 1$$

将以上两式进行对比,显然有:

$$A_1 = A \text{、} A_0 = B \text{、} D_0 = 0 \text{、} D_1 = D_2 = C \text{、} D_3 = 1$$

画出用数据选择器构成的逻辑电路,如图24-8所示。

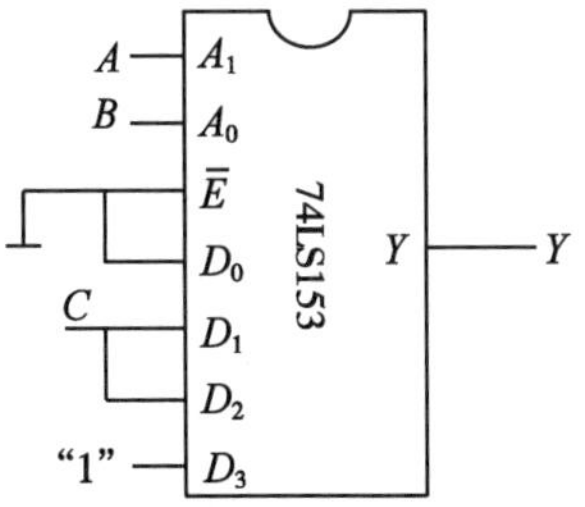

【实验步骤】

1. 实验题目

设计一个三人裁判表决电路,三人中有一人为主裁判,其余两人为副裁判,只有当两个或两个以上裁判(其中必须有主裁判)判决一致时,判决生效。

图24-8　三人表决电路逻辑电路图(方法三)

2. 实验过程

(1)按步骤设计:根据设计要求,假设输入输出变量和逻辑状态→列出真值表→由真值表写出逻辑函数表达式→用卡诺图进行化简,并转换成所选择芯片相对应的逻辑功能表达形式→画出所选择芯片实现逻辑功能构成的逻辑电路图。

(2)打开数字电路实验箱,观察实验箱,找到集成块的芯片脚座、+5V直流稳压电源接口、接地接口的位置。

(3)根据画好的逻辑电路图连线。连好线后,在真值表中依次输入A、B、C三个信号,"1"代表高电平,"0"代表低电平。输出端接发光二极管,若输出端发光二极管亮,说明输出为高电平,对应输出结果记为"1";若输出端发光二极管不亮,说明输出为低电平,对应输出结果记为"0"。将实验结果记录在表24-4中。

表24-4　三人裁判表决电路真值表

输入			输出
A	B	C	Y
0	0	0	
0	0	1	
0	1	0	
0	1	1	
1	0	0	
1	0	1	
0	1	1	
1	1	1	

(4)分析实验结果,若表格数据与设计过程中的真值表完全一致,说明实验成功。若不一致,则需要检查线路,查找原因。

【注意事项】

1. 接插芯片时，要认清标记，不要接反。实验中使用 $U_{CC} = +5V$，电源极性绝对不能接错。

2. "与非"门电路的某多余输入端输入电平为高电平时，对电路的逻辑功能无影响。

3. 电路连接好后经检查无误方可通电实验。实验中改动接线须先断开电源，接好线后再通电实验。

【思考题】

1. 试用"与非"门设计一个四人裁判表决电路：四人中有一人为主裁判，其余三人是副裁判，主裁判同意为两票，副裁判同意为一票。获得三票级以上裁决生效。

2. 总结组合逻辑电路应用设计的方法。

（郑海波）

三、跑马灯电路设计

【实验目的】

1. 掌握用仿真软件进行电路仿真分析设计的方法。

2. 熟悉译码器芯片 74LS138 的基本功能，掌握 74LS138 芯片的级联方法从而实现 16 位依次译码输出。

【实验器材】

该实验以采用仿真软件为例进行说明。

数字信号发生器 1 台；74LS138 芯片 2 只；发光二极管或虚拟电压探针 16 只；直流电源、地等。

【实验原理】

译码是编码的逆过程，是将具有特定含义的代码"翻译"出它的原意。译码器的逻辑功能是将输入的二进制代码译成对应的高低电平信号输出。常见的译码器有二进制译码器、二 - 十进制译码器以及显示译码器。

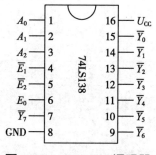

图 24-9　74LS138 译码器的引脚排列图

1. 74LS138 译码器介绍　本实验所采用的 74LS138 芯片属于二进制译码器。其信号输入端为 $A_2A_1A_0$，分别输入三位二进制代码，信号输出端为 $\overline{Y_0} \sim \overline{Y_7}$，分别对应八个低电平有效的输出信号，即三线八线二进制译码器。图 24-9 为 74LS138 芯片的引脚排列图，表 24-5 为三线八线译码器的真值表。

表 24-5　三线八译码器的真值表

输入			输出							
A_2	A_1	A_0	$\overline{Y_7}$	$\overline{Y_6}$	$\overline{Y_5}$	$\overline{Y_4}$	$\overline{Y_3}$	$\overline{Y_2}$	$\overline{Y_1}$	$\overline{Y_0}$
0	0	0	1	1	1	1	1	1	1	0
0	0	1	1	1	1	1	1	1	0	1
0	1	0	1	1	1	1	1	0	1	1
0	1	1	1	1	1	1	0	1	1	1

续表

输入			输出							
A_2	A_1	A_0	$\overline{Y_7}$	$\overline{Y_6}$	$\overline{Y_5}$	$\overline{Y_4}$	$\overline{Y_3}$	$\overline{Y_2}$	$\overline{Y_1}$	$\overline{Y_0}$
1	0	0	1	1	1	0	1	1	1	1
1	0	1	1	1	0	1	1	1	1	1
1	1	0	1	0	1	1	1	1	1	1
1	1	1	0	1	1	1	1	1	1	1

2．译码器的级联　在图 24-9 的引脚图中，E_0、$\overline{E_1}$、$\overline{E_2}$ 为选通控制端，当 $E_0 = 0$ 或 $\overline{E_1} + \overline{E_2} = 1$ 时，$\overline{Y_0} \sim \overline{Y_7}$ 输出全为高电平 1，译码器不工作。当 $E_0 = 1$ 且 $\overline{E_1} + \overline{E_2} = 0$ 时，译码器工作，对应一组输入编码就有一个信号输出端输出低电平 0。使用两片 74LS138 芯片，利用其选通控制端，可以实现两片芯片交替工作译码，从而实现四线十六线译码器的功能。如图 24-10 示，当 $A_3 = 0$ 时，片（1）工作进行译码，片（2）禁止，当 $A_3 = 1$ 时，片（2）工作进行译码，片（1）禁止。

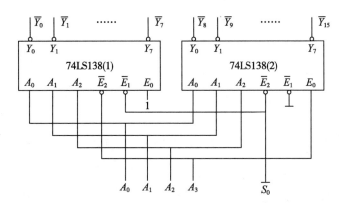

图 24-10　两片三线八线译码器构成一个四线十六线译码器

【实验步骤】

1．按照图 24-10 的原理，自行将两片芯片级联。译码器的输入信号采用字信号发生器循环产生四位二进制代码。

2．两片译码器的 16 个输出端口分别接 16 个发光二极管，仿真软件中也可用虚拟电压探针。

3．当字信号发生器循环产生二进制代码时，观察 16 个发光二级管的现象。16 个发光二极管会依次亮起或依次熄灭，即为跑马灯。

【注意事项】

1．字信号发生器要设置二进制信号循环输出。

2．实际芯片使用要注意接直流电源和地。

【思考题】

1．两片芯片的级联，除了图 24-10 的连线方法，是否还有其他连线方法？如有，请画出连线原理图。

2．译码器输出端如果直接连接发光二极管，跑马灯电路是依次亮还是依次灭？若要实现相反的效果，应该如何连接？

3．在图24-10中，两片芯片哪个是高8位译码输出芯片？哪个是低8位译码输出芯片？

（毕　昕）

四、数字抢答器设计

【实验目的】

1．掌握74LS175组成四路抢答器的工作原理。

2．学会与门逻辑与 D 触发器电路功能测试方法。

【实验器材】

万用电表、示波器、时钟信号源各1台；74LS21、74LS175各1只；逻辑开关多组；电阻、导线若干。

【实验原理】

抢答器的功能是每位参赛者有一个抢答按键，按动按键发出抢答信号；竞赛主持人有一个控制按键，用于将抢答信号复位和抢答开始；竞赛开始后，先按动抢答按键者抢答成功，同时封锁另外三路按键，禁止其他参赛者抢答。抢答器系统框图如图24-11所示。抢答电路组成有多种形式，本实验用数字芯片设计一款四人数字抢答器。

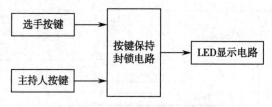

图24-11　四人抢答器功能框图

1．器件介绍　74LS21集成了两个四输入与门电路，其内部构成如图24-12所示。14脚为电源，7脚为地；3、11脚为空；其他10个引脚组成二个四输入与门电路，引脚6、8为对应输出端。

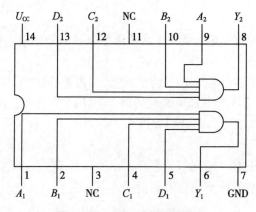

图24-12　74LS21内部构成

74LS175内部包括四个完全一样的 D 触发器，共用一个触发脉冲 CP，为上升沿触发，其内部构成如图24-13所示。引脚16为 $+5V$ 电源，8为地；CP 脉冲接入引脚9；1脚为清零端，低电位有效；引脚4、5、12、13分别为4个 D 触发器输入端 $D0$、$D1$、$D2$、$D3$。

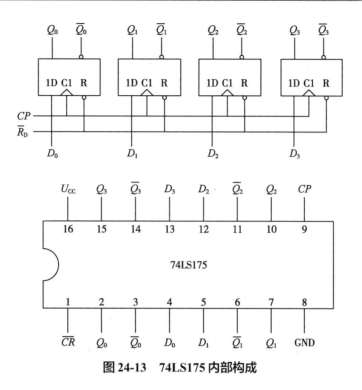

图 24-13 74LS175 内部构成

2. 抢答电路原理 图 24-14 所示为由 74LS175 为核心组成的智力竞赛抢答电路，$K_0 \sim$ K_3 为抢答开关；$Q_0 \sim Q_3$ 分别接四个 LED 发光二极管；$\overline{Q_0} \sim \overline{Q_3}$ 同时接四输入与门，其输出与外接 CP 信号同时输入二输入与门，二输入与门的输出端接入 74LS175 的时钟脉冲 CP 输入端；S 为主持人复位开关，当按下 S 时，$\overline{R}_D = 0$，$Q_0 \sim Q_3$ 同时被置 0；在进行抢答之前，$K_0 \sim K_3$ 抢答开关全部接地处于低电位，则 $Q_0 \sim Q_3 = 0$；由主持人按下复位开关 S，此时 74LS175 输出端 $Q_0 \sim Q_3$ 同时被置 0，所有发光二极管均熄灭；由于 $\overline{Q_0} \sim \overline{Q_3} = 1$，与门电路同时打开，时钟脉冲 CP 输入端能够接收到外接工作脉冲。当主持人宣布"抢答开始"后，首先做出判断

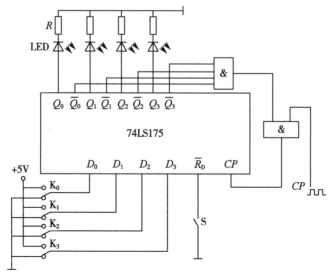

图 24-14 抢答器电路

的第 $i(i=0,1,2,3)$ 位竞赛者立即按下抢答开关 K_i，此时开关接通 +5V 电源，相应触发器输入端 $D_i=1$，对应 $Q_i=1$，相应 LED 发光指示，同时由于 $\overline{Q_i}=0$ 输出到与门电路输入端，使 74LS175 的 CP 端处于低电位被封锁，即使其他竞赛者按下抢答开关，也不能使相应的指示发光二极管发光，只有第 i 位竞赛者的发光二极管发光，表示抢答成功。

【实验步骤】

本实验是在数字电路基本实验基础上开设的综合性应用实验项目。对于数字电路的输入、输出连接以及逻辑功能测试方法等，同学们已有一定的基础，这里不再重复。若还没有掌握，请参照相关数字电路基本实验项目。

1. 基本逻辑功能测试 目的是对 74LS21、74LS175 进行逻辑功能测试，以便用它们组成抢答器电路。

（1）集成电路安装：在实验电路板上的集成电路插座上安装 74LS21、74LS175，正确接入 +5V 电源。

（2）与门功能测试：按图 24-12 连接测试电路，分别测试 74LS21 二个四输入与门功能，填入自制表格中。

（3）触发器功能测试：按图 24-13 连接测试电路，分别测试 74LS175 四个 D 触发器功能，填入自制表格中。

2. 抢答器测试 目的是验证四路抢答器功能。

（1）电路连接：准备必需的外围器件，参考图 24-12 和图 24-13 引脚，按图 24-14 连接电路，使用示波器测量时钟信号，调节时钟频率为 1kHz，并确保电路连接正确。

（2）主持人清零：将 $K_0\sim K_3$ 接低电位，按下开关 S，使所有输出 $Q_0\sim Q_3$ 置零，此时所有发光二极管都不发光。

（3）设计测试时间序列：对 $K_0\sim K_3$ 开关，至少设计六种时间序列，填入自制表格中。

（4）抢答器测试：按步骤（3）设计的时间序列，改变 $K_0\sim K_3$ 相应开关状态，观察发光二极管发光情况，并将观察结果填入表格中。

【注意事项】

1. 在使用芯片之前，通过查询资料等，应了解芯片功能，识别数字芯片的引脚分布。
2. 数字芯片电源引脚必须连接正确，且是 +5V 电源，勿接入 +12V 电源。

【思考题】

1. 分析时钟脉冲频率的高低对抢答器响应灵敏度的影响。
2. 若再增加一个声音提示抢答成功的功能，请你设计这部分电路。
3. 若再增加一个显示抢答选手编号的功能，请你设计这部分电路。

（陈建方）

实验二十五　A/D、D/A 转换器应用

【实验目的】

1. 熟悉 A/D、D/A 转换器的基本工作原理和基本结构。

2. 掌握典型 A/D 转换器 ADC0809 和 D/A 转换器 DAC0832 的功能及其典型应用。

【实验器材】

ADC0809、DAC0832、μA741 各 1 块；直流稳压电源、万用电表、信号发生器各 1 台；逻辑电平开关、发光二极管、电位器、电阻、电容若干。

【实验原理】

在生物医学领域中，常常采用微型计算机进行实时控制和数据处理。需要采集的外部信号或被控对象的参数往往是一些在时间和数值上都连续变化的模拟量，如体温、血压、血流速度及其他生物电信号等。而计算机只能接收和处理不连续的数字量，因此，必须把这些模拟量转换为数字量，以便计算机接收处理。计算机处理后的结果仍然是数字量，而大多数被控对象的执行机构不能直接接收数字量信号，所以，还必须将计算机加工处理后输出的数字信号再转换为模拟信号，才能控制和驱动执行机构。

模拟量转换为数字量过程，称为模/数转换，即 A/D。实现 A/D 转换的器件称为 A/D 转换器，简称 ADC。数字量转换成模拟量的过程，称为数/模转换，即 D/A。实现 D/A 转换的器件称为 D/A 转换器，简称 DAC。实现模拟量和数字量之间转换的器件有很多，使用者可借助于手册提供的器件性能指标及典型应用电路，即可正确使用这些器件。本实验采用典型 A/D 转换器件 ADC0809、D/A 转换器件 DAC0832 实现模拟量、数字量之间转换。

1. ADC0809　ADC0809 是采用 CMOS 工艺制成的单片 8 通道模拟量输入、8 位数字量输出的逐次渐近型 A/D 转换器，28 个引脚，双列直插式封装。其原理结构框图如图 25-1 所示，器件的核心部分是 8 位 A/D 转换器，而 8 位模拟开关及地址锁存译码电路是为了能实现 8 个通道模拟量的分时采集转换而设置的。经 8 位 A/D 转换器转换后的数据送入三态输出锁存器，在输出允许时，输出 8 位数字量。

ADC0809 引脚排列如图 25-2 所示，各引脚功能如下（结合原理框图理解）：

$IN_7 \sim IN_0$：8 通道模拟量输入端。

$D_7 \sim D_0$：数字量输出端。

A_2、A_1、A_0：地址输入端。

$START$：启动脉冲输入端，脉冲上升沿复位，下降沿启动 A/D 转换。

ALE：地址锁存信号，高电平（有效）时把 3 个地址信号送入地址锁存器，并经地址译码得到地址输出，用于选择相应的模拟输入通道。

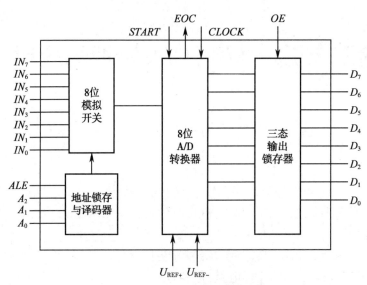

图 25-1 ADC0809 原理结构框图

EOC: 转换结束信号。转换开始时变为低电平, 转换结束时变高, 变高时将转换结果输入三态输出锁存器。

OE: 输出允许信号, 高电平有效。

CLOCK: 时钟信号输入端, 最高允许 640kHz。

U_{REF+}: 正基准电压输入端, 通常接＋5V。

U_{REF-}: 负基准电压输入端, 通常接地。

GND: 接地端。

U_{CC}: 接电源, 可从＋5V 到＋15V。

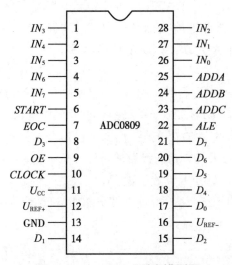

图 25-2 ADC0809 引脚排列图

（1）模拟量输入通道选择: 8 通道模拟开关由 A_2、A_1、A_0 三个地址输入端选通 8 路模拟信号中的任何一路进行 A/D 转换, 地址译码与模拟输入通道的选通关系如表 25-1 所示。

表 25-1　地址输入选通表

被选模拟通道		IN_0	IN_1	IN_2	IN_3	IN_4	IN_5	IN_6	IN_7
	A_2	0	0	0	0	1	1	1	1
地址	A_1	0	0	1	1	0	0	1	1
	A_0	0	1	0	1	0	1	0	1

（2）A/D 转换过程：在启动端 $START$ 加启动脉冲（正脉冲），A/D 转换即开始。当转换结束端 EOC 变为高电平，转换结束。如将启动端 $START$ 与转换结束端 EOC 直接相连，转换将连续进行，在用这种转换方式时，开始应在外部加启动脉冲。

2．DAC0832　DAC0832 是采用 CMOS 工艺制成的单片 8 位数字量输入、电流输出型 D/A 转换器，20 个引脚，双列直插式封装，图 25-3 是 DAC0832 内部逻辑结构框图。图 25-4 所示为 DAC0832 引脚排列图。

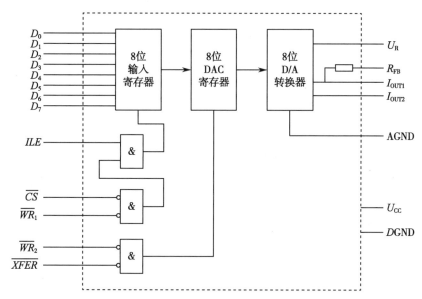

图 25-3　DAC0832 逻辑结构框图

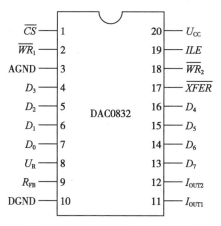

图 25-4　DAC0832 引脚排列图

DAC0832 主要由 8 位输入寄存器、8 位 DAC 寄存器、8 位 D/A 转换器三部分组成,两个寄存器功能完全相同,各有导通和受控锁存两种状态,所以决定了 DAC0832 可以工作于 3 种方式:直通方式(两个寄存器都导通)、单缓冲方式(一个寄存器导通,另一个受控锁存)、双缓冲方式(两个寄存器都工作在受控锁存状态)。寄存器的工作状态由相应引脚来控制。各引脚功能如下:

$D_7 \sim D_0$:数字量输入端。

ILE:输入锁存允许信号,高电平有效。

$\overline{CS}$:片选信号,低电平有效。

$\overline{WR}_1$:写信号 1,低电平有效。

$\overline{WR}_2$:写信号 2,低电平有效。

$\overline{XFER}$:传送控制信号,低电平有效。

ILE、$\overline{CS}$、$\overline{WR}_1$ 同时有效时,输入寄存器导通,数据进入输入寄存器。$\overline{WR}_2$、$\overline{XFER}$ 同时有效时,DAC 寄存器导通,输入寄存器中的数据进入到 DAC 寄存器,经 D/A 转换器转换成模拟量输出。

R_{FB}:反馈电阻,是集成在片内的外接运放的反馈电阻。

I_{OUT1}、I_{OUT2}:电流输出端。

U_R:基准电压($-10V \sim +10V$)。

U_{CC}:电源电压($+5V \sim +15V$)

AGND:模拟地。

DGND:数字地。

8 位 D/A 转换器采用倒 T 形电阻网络实现 D/A 转换,转换电路如图 25-5 所示,由于 DAC0832 输出的是电流,所以还需经过一个外接的运算放大器转换为电压输出。

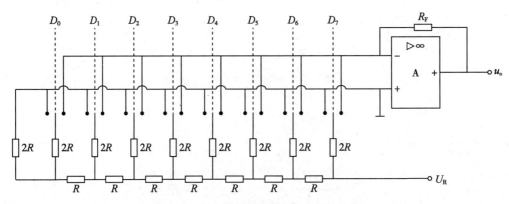

图 25-5 倒 T 形电阻网络 D/A 转换电路

运放的输出电压为

$$u_o = -\frac{U_R R_F}{2^n R}(D_{n-1} \cdot 2^{n-1} + D_{n-2} \cdot 2^{n-2} + \cdots + D_0 \cdot 2^0)(n = 8)$$

由上式可见,输出电压 u_o 与输入的数字量成正比,这就实现了从数字量到模拟量的转换。

【实验步骤】

1. A/D 转换器 ADC0809 应用　按图 25-6 连接实验线路。

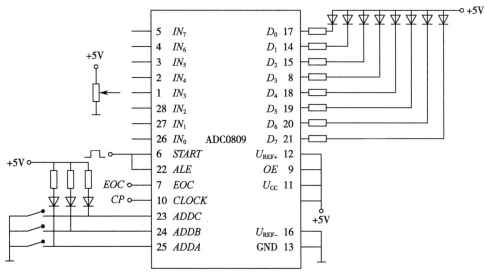

图 25-6　A/D 转换实验电路

表 25-2　模数转换后数字量输出表

通道	输入	通道选择地址			输出数字量								
IN	$U_i(V)$	A_2	A_1	A_0	D_7	D_6	D_5	D_4	D_3	D_2	D_1	D_0	十进制
IN_0	4.5	0	0	0									
IN_1	4.0	0	0	1									
IN_2	3.5	0	1	0									
IN_3	3.0	0	1	1									
IN_4	2.5	1	0	0									
IN_5	2.0	1	0	1									
IN_6	1.5	1	1	0									
IN_7	1.0	1	1	1									

（1）8 路输入模拟信号，由 +5V 电源经电阻分压而得。转换结果 $D_7 \sim D_0$ 接逻辑电平显示器发光二极管，CP 时钟脉冲由计数脉冲源提供，取 $f=100\text{kHz}$，A_2、A_1、A_0 地址端接逻辑电平开关。

（2）当 A_2、A_1、A_0 逻辑电平开关选中某一通道时，该通道输入的模拟量被 A/D 转换器转换输出 8 位数字量，通过 $D_7 \sim D_0$ 所连接的 8 个发光二极管显示。

（3）接通电源后，在启动端（$START$）加一正单次脉冲，下降沿一到即开始 A/D 转换。

（4）按表 25-2 输入模拟量值（调节变阻器，用万用表监测）、选择通道，记录转换结果，并将转换结果换算成十进制数表示的电压值。

（5）比较输入电压值和转换后十进制数表示的电压值。

2．D/A 转换器 DAC0832 应用

（1）按图 25-7 连接电路，电路接成直通方式，即 $\overline{CS}$、$\overline{WR_1}$、$\overline{WR_2}$、$\overline{XFER}$ 接地；ILE、U_{CC}、U_R 接 +5V 电源；运放电源接 ±15V；$D_7 \sim D_0$ 接逻辑电平开关，输出端 u_o 接万用表。

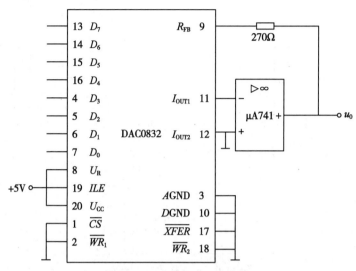

图 25-7　D/A 转换实验电路

（2）调零，令 $D_7 \sim D_0$ 全置零，调节运放的电位器使 μA741 输出为零。

（3）按表 25-3 所列的输入数字信号，用电压表测量运放的输出电压 u_o，并将测量结果填入表中，与理论值进行比较。

表 25-3　数模转换后模拟量输出表

输入数字量								输出模拟量 u_o（V）
D_7	D_6	D_5	D_4	D_3	D_2	D_1	D_0	$U_{CC} = +5V$
0	0	0	0	0	0	0	0	
0	0	0	0	0	0	0	1	
0	0	0	0	0	0	1	0	
0	0	0	0	0	1	0	0	
0	0	0	0	1	0	0	0	
0	0	0	1	0	0	0	0	
0	0	1	0	0	0	0	0	
0	1	0	0	0	0	0	0	
1	0	0	0	0	0	0	0	
1	1	1	1	1	1	1	1	

【注意事项】

1．ADC0809 是分辨率为 8 位的逐次渐进型 A/D 转换器，使用时注意转换速率、输入电压等指标。

2. DAC0832 采用的是倒 T 形电阻网络,芯片中没有运算放大器,在使用时需要外接运算放大器。

【思考题】

1. A/D 转换实验中,第 5 步电压比较结果如何? 如果存在误差,请分析误差原因。

2. 8 位 D/A 转换器,当输入二进制数为 10101010 时,其输出是多少?

(李靖宇)

实验二十六　555定时器及其应用

【实验目的】

1. 掌握555定时器的结构和基本工作原理。

2. 熟悉555定时器构成的单稳态触发器、施密特触发器等典型电路。

3. 熟悉多谐振荡器的电路特点及分析方法,学会555定时器的正确使用。

【实验器材】

示波器和万用表各1台;NE555(或LM555、5G555)2块;二极管1N4148 2只;扬声器1个;电阻、电位器、电容若干。

【实验原理】

555定时器是一种多用途的数字电路和模拟电路相结合的中规模集成电路,也可称为555时基电路或集成时基电路。它是一种产生时间延迟和多种脉冲信号的电路,由于内部电压标准使用了3个5kΩ电阻,故取名555定时器。555定时器可以组成多谐振荡器、施密特触发器和单稳态触发器等各种波形的产生及整形电路,而且使用方便、灵活,因此在各种医用电子电路中应用非常广泛。

555定时器集成芯片型号很多,例如LM555、NE555、SA555、CB555、ICM7555、LMC555等,尽管型号繁多,但它们的引脚功能是完全兼容的,在使用中可以彼此替换。其电路类型有双极型和CMOS型两大类,二者的逻辑功能和引脚排列完全相同,易于互换。大多数双极型芯片最后3位数码都是555,大多数CMOS型芯片最后4位数码都是7555(还有部分定时器芯片的命名采用C555来表示CMOS型555定时器,例如LMC555)。另外,还有双定时器型芯片,如双极型的NE556和CMOS型的CC7556、四定时器NE558等。

1. 555定时器的电路结构及工作原理　555定时器的电路结构及引脚排列如图26-1所示。定时器内部有两个电压比较器、分压电路、一个基本RS触发器、输出缓冲器及放电三极管等组成。分压电路由3个5kΩ的电阻构成,分别给比较器A1和A2提供参考电平$\frac{2}{3}U_{CC}$和$\frac{1}{3}U_{CC}$,如果在电压控制端CO另加控制电压,A1和A2的参考电压还可以改变。A1与A2的输出端控制RS触发器状态和放电三级管通断状态,基本RS触发器通过输出缓冲器决定定时器的输出状态。

图26-1中各引脚的功能简述如下:

1端(GND):接地端。

2端($\overline{TR}$):低电平触发端,接比较器A2的同相输入端。

3端(OUT):信号输出端。

4端($\overline{R_D}$):复位端,当$\overline{R_D}=0$,OUT端输出低电平,DIS端导通,正常工作时此端应处于高电平。

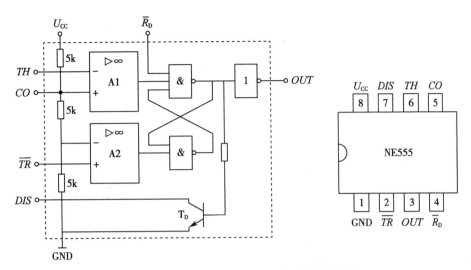

图 26-1 555 定时器内部框图及引脚排列图

5 端（*CO*）：控制电压端，*CO* 接不同的电压值可以改变 *TH*、$\overline{TR}$ 的触发电平值。此端悬空时电源 U_{CC} 经过 3 个 5kΩ 电阻分压后，在比较器 A1 的同相输入端获得的参考电压为 $\frac{2}{3}U_{CC}$，在比较器 A2 的反相输入端获得的参考电压为 $\frac{1}{3}U_{CC}$。该端通常接一个 0.01μF 的电容到地，起到滤波作用，以消除外来的干扰，确保参考电平的稳定。

6 端（*TH*）：高电平触发端，接比较器 A1 的反相输入端。

7 端（*DIS*）：放电端，其导通或断开为外接 *RC* 回路提供了放电或充电的通路。

8 端（U_{CC}）：电源端。

555 定时器的功能表如表 26-1 所示。

表 26-1 555 定时器功能表

TH	$\overline{TR}$	$\overline{R}_D$	*OUT*	*DIS*
×	×	0	0	导通
$>\frac{2}{3}U_{CC}$	$>\frac{1}{3}U_{CC}$	1	0	导通
$<\frac{2}{3}U_{CC}$	$>\frac{1}{3}U_{CC}$	1	保持	保持
$<\frac{2}{3}U_{CC}$	$<\frac{1}{3}U_{CC}$	1	1	断开

2. 555 定时器的典型应用

（1）由 555 定时器构成单稳态触发器：555 定时器典型应用之一为构成单稳态触发器，图 26-2（a）即为 555 定时器构成的单稳态触发器电路，图中 *R*、C_1 是外接定时元件，高电平触发端 *TH* 和放电端 *DIS* 相连并和电容 C_1 接在一起，在放电三级管截止时，U_{CC} 经电阻 *R* 对电容进行充电。输入负触发脉冲 u_1 加在低触发端 $\overline{TR}$ 端，下降沿有效。

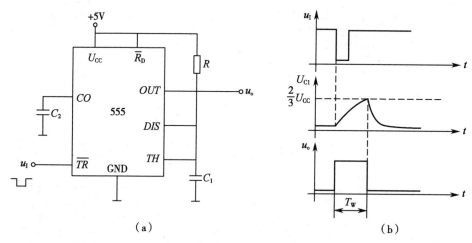

图26-2 单稳态触发器及工作波形图
（a）电路图；（b）波形图。

稳态时电路输入端 u_1 处于高电平，内部放电三级管 T_D 导通，输出端 OUT 输出低电平，当有一个外部负脉冲触发信号加到 $\overline{TR}$ 端。并使 $\overline{TR}$ 端电位瞬时低于 $\frac{1}{3}U_{CC}$，低电平比较器动作，单稳态电路即开始一个暂态过程，电容 C_1 开始充电，U_{C1} 按指数规律增长。当 U_{C1} 充电到 $\frac{2}{3}U_{CC}$ 时，高电平比较器动作，比较器 A1 翻转，输出 u_o 从高电平返回低电平，放电三级管 T_D 重新导通，电容 C_1 上的电荷很快经放电三级管放电，暂态结束，恢复稳态，为下个触发脉冲的到来做好准备。单稳态电路工作波形图如图26-2（b）所示。暂稳态的持续时间 T_w（即为延时时间）决定于外接元件 R、C_1 值的大小。

$$T_w = 1.1RC_1$$

通过改变 R、C_1 的大小，可使延时时间在几个微秒到几十分钟之间变化。当这种单稳态电路作为计时器时，可直接驱动小型继电器，并可以使用直接复位端（$\overline{R}_D$）接地的方法来中止暂态，重新计时。

（2）由555定时器构成施密特触发器：利用555定时器可以方便地构成施密特触发器，电路如图26-3（a）所示，只要将555的 TH 端和 $\overline{TR}$ 端连在一起作为信号输入端，即得到施密特触发器。设输入信号 u_1 为三角波，当 u_1 上升到 $\frac{2}{3}U_{CC}$ 时，输出 u_o 从高电平翻转为低电平，当 u_1 下降到 $\frac{1}{3}U_{CC}$ 时，输出 u_o 又从低电平翻转为高电平，电路的电压传输特性曲线如图26-3（b）所示。

综上所述可知，图26-3（a）所示施密特触发器将输入缓慢变化的三角波 u_1 整形成为输出跳变的矩形波 u_o，如图26-3（b）所示。回差电压为：$\Delta U = \frac{2}{3}U_{CC} - \frac{1}{3}U_{CC} = \frac{1}{3}U_{CC}$。

（3）由555定时器构成多谐振荡器：能自行产生具有一定频率和一定脉宽的矩形脉冲的电路称为多谐振荡器，可以由 TTL 门电路组成多谐振荡器，也可以利用555定时器构成多谐振荡器。如图26-4（a）所示是用555定时器和外接元件 R_1、R_2、C_1 构成的多谐振荡器。

该电路没有稳态,仅存在两个暂稳态,电路亦不需要外加触发信号,电容在 $\frac{1}{3}U_{cc}$ 和 $\frac{2}{3}U_{cc}$ 之间充电和放电。

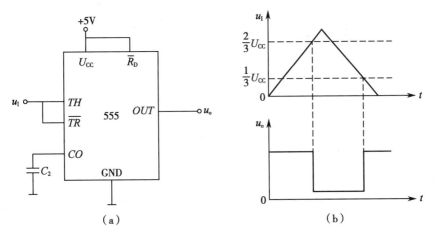

图 26-3　施密特触发器及工作波形图
(a)电路图;(b)波形图。

假设上电前电容 C_1 两端电压 U_{C1} 为零,上电后 $U_{C1}<\frac{1}{3}U_{cc}$,DIS 端截止,+5V 电源通过 R_1、R_2 给 C_1 充电,OUT 端输出高电平,当 C_1 两端电压充电至 $U_{C1}\geqslant\frac{2}{3}U_{cc}$ 时,OUT 端高电平翻转为低电平,同时电容 C_1 通过 R_2 经导通的 DIS 端到地放电,直至 U_{C1} 再次 $\leqslant\frac{1}{3}U_{cc}$,DIS 端截止,+5V 电源又重新通过 R_1 和 R_2 对 C_1 充电,OUT 端输出高电平,如此往复循环,OUT 端就会输出一个连续方波信号 u_o,如图 26-4(b)所示。

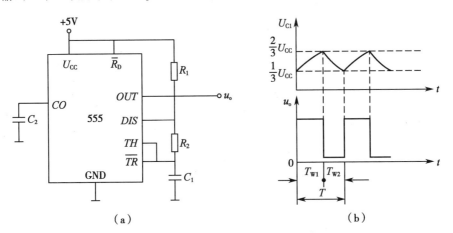

图 26-4　多谐振荡器及工作波形图
(a)电路图;(b)波形图。

输出信号 u_o 的时间参数分别为:

$$T_{W1}=0.7(R_1+R_2)C_1 \qquad T_{W2}=0.7R_2C_1$$

151

因此 $$T = T_{W1} + T_{W2} = 0.7(R_1 + 2R_2)C_1$$

正脉冲 T_{W1} 与周期 T 之比称为占空比,用 q 表示,则:

$$q = \frac{T_{W1}}{T} = \frac{R_1 + R_2}{R_1 + 2R_2}$$

综上所述,可知多谐振荡电路能够自激产生脉冲信号,它的状态转换不需要外加触发信号触发,完全由电路自身完成。

【实验步骤】

1. 占空比可调的多谐振荡器 图 26-4 所示的多谐振荡器其输出信号振荡频率及占空比是固定不变的,无法调节,为了方便调节占空比,可以按图 26-5 设计电路,图 26-5 是占空比可调的多谐振荡器,它比图 26-4 多了一个电位器 R_W 和两个导引二极管 D_1、D_2,D_1、D_2 改变了电容充、放电电流流经电阻的途径,充电时 D_1 导通,D_2 截止,输出 u_o 为高电平;放电时 D_2 导通,D_1 截止,输出 u_o 为低电平。

由图 26-5 充放电过程分析可知,输出信号 u_o 的时间参数分别为:

$$T_{W1} = 0.7R_AC_1 \qquad T_{W2} = 0.7R_BC_1$$

因此: $$T = T_{W1} + T_{W2} = 0.7(R_A + R_B)C_1 = 0.7(R_1 + R_2 + R_W)C_1$$

输出信号 u_o 的占空比 q 为:

$$q = \frac{T_{W1}}{T} = \frac{R_A}{R_A + R_W + R_2}$$

调节 R_W 可以改变 R_A 和 R_B 的比值,从而实现对 T_{W1} 和 T_{W2} 的改变,因 $R_1 + R_W + R_2$ 始终保持不变,故 T 保持不变,但占空比 q 随着 R_W 调整而改变,可求出最小占空比

$q_{min} = \dfrac{R_1}{R_1 + R_W + R_2}$,最大占空比 $q_{max} = \dfrac{R_1 + R_W}{R_1 + R_W + R_2}$。

(1)分析图 26-5 中电路输出信号 u_o 的周期 T、占空比 q。

(2)取图 26-5 中元件参数如下:$R_1 = R_2 = 5\text{k}\Omega$,$R_W = 100\text{k}\Omega$,$C_1 = 0.1\mu\text{F}$,$C_2 = 0.01\mu\text{F}$。

(3)将 R_W 调至正中间,用示波器观察并记录 u_o 波形,测量 u_o 波形的周期及占空比,并和理论值相比较。

(4)根据上述电路的原理,改变 R_W 的位置,可调节 q 值,若使输出信号 u_o 的占空比 $q = 0.3$,周期 $T = 0.5\text{s}$,电容 C_1 不变,如何选择电路中 R_1、R_W、R_2 参数?分析确定元件的数值,连接并调试电路,观察记录 u_o 波形。

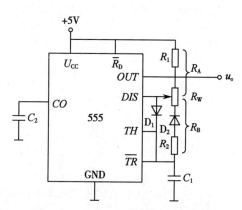

图 26-5 占空比可调的多谐振荡器

2. 救护车警笛电路 救护车警笛声音为高低频变化的周期信号,其中低频频率约为 650～750Hz,低频持续 0.4s,高频频率约为 900～1 000Hz,高频持续 0.6s,高低频交替进行。可以通过 555 定时器构成救护车警笛电路。

图 26-6 所示即为两个 555 定时器构成的低频对高频调制的救护车警铃电路,由图可知,555(1)定时器构成前级多谐振荡器,产生低频方波信号 u_{o1},该低频信号 u_{o1} 通过电阻 R_{W3} 接到 555(2)的 CO 端,对由 555(2)定时器构成的后级多谐振荡器进行调制,从而产生

高低频交替的信号 u_{o2}，驱动扬声器发出警笛声音。

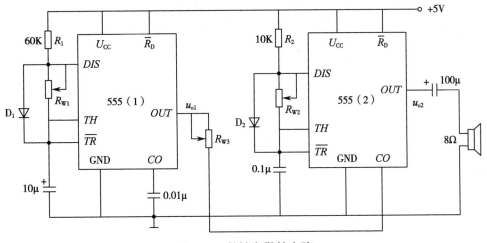

图26-6　救护车警笛电路

（1）根据救护车警笛信号特点，u_{o1} 信号周期 T、占空比 q 应为多少？分析估算电路中 R_{W1} 数值。

（2）分析信号 u_{o1} 如何对后级多谐振荡器进行调制，信号 u_{o1} 高低电平期间，后级多谐振荡器输出信号 u_{o2} 频率有何不同？

（3）R_{W2}、R_{W3} 对后级电路多谐振荡器有什么影响，应分别如何取值？

（4）按图连线，接上扬声器，调整参数到声响效果满意，用示波器观察 u_{o1} 输出波形并记录，测量 u_{o1} 频率，与理论值比较。

【注意事项】

1．连线时断开电源，检查无误后再通电测试。

2．按图正确连线，注意二极管及电容的正负极，极性不能接反。

3．为得到满意的输出信号，要注意配合调整 R_{W2}、R_{W3}。

【思考题】

1．图26-5中，二极管 D_1、D_2 中某一个发生短路或反接将会出现什么问题？

2．图26-5中，如何增大占空比 q 的调节范围，能否实现 q 从0～100%调节？

3．救护车警笛电路中输出信号 u_{o2} 为高低频交替信号，如何测量该信号，用示波器能否观察到该信号？

（李靖宇）

附录一　常用电子元器件手册

一、电 阻 器

（一）电阻器的型号

电阻器简称为电阻。

电阻器型号组成如附图 1-1 所示。

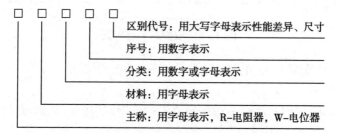

附图 1-1　电阻器型号组成

电阻器的型号命名方法如附表 1-1 所示。

附表 1-1　电阻器的型号命名方法

主称		材料		特征分类		
符号	意义	符号	意义	符号	电阻器意义	电位器意义
R W	电阻器 电位器	T	碳膜	1	普通	普通
		H	合成碳膜	2	普通	普通
		P	硼碳膜	3	超高频	—
		M	压敏	4	高阻	—
		N	无机实芯	5	高温	—
		Y	氧化膜	6	—	—
		S	有机实芯	7	精密	精密
		U	硅碳膜	8	高压	特殊函数
		G	光敏	9	特殊	特殊
		J	金属膜	G	高功率	—
		X	线绕	T	可调	—
		C	沉积膜	W	—	微调
		I	玻璃釉膜	D	—	多圈
		R	热敏	B	温度补偿用	—
				C	温度测量用	—
				P	旁热式	—
				W	稳压式	—
				Z	正温度系数	—

（二）电阻器的主要参数

电阻器的标称阻值如附表 1-2 所示。

附表 1-2 电阻器的标称阻值

系列	允许误差	电阻器的标称阻值 /Ω											
E24	Ⅰ级（±5%）	1.0	1.1	1.2	1.3	1.5	1.6	1.8	2.0	2.2	2.4	2.7	3.0 3.3 3.6
		3.9	4.3	4.7	5.1	5.6	6.2	6.8	7.5	8.2	9.1		
E12	Ⅱ级（±10%）	1.0	1.2	1.5	1.8	2.2	2.7	3.3	3.9	4.7	5.6	6.8	8.7
E6	Ⅲ级（±20%）	1.0	1.5	2.2	2.7	3.3	4.7	6.8					

电阻器的标称额定功率如附表 1-3 所示。

附表 1-3 电阻器的标称额定功率

种类	额定功率系列 /W											
非线绕电阻器	0.05	0.125	0.25	0.5	1	2	5	10	16	25	50	100	—
线绕电阻器	0.05	0.125	0.25	0.5	1	2	4	8	10	16	25	40	—
	50	75	250	500	—	—	—	—	—	—	—	—
线绕电位器	0.25	0.5	1	1.6	2	3	5	10	16	25	40	63	100
非线绕电位器	0.025	0.05	0.1	0.25	0.5	1	2	3	—	—	—	—	—

电阻器单位的文字符号如附表 1-4 所示。

附表 1-4 电阻器单位的文字符号

文字符号	所表示的单位	文字符号	所表示的单位
R	欧姆（Ω）	G	千兆欧姆（10^9Ω）
k	千欧姆（10^3Ω）	T	兆兆欧姆（10^{12}Ω）
M	兆欧姆（10^6Ω）		

（三）电阻器的色标法

电阻器的单位是欧姆，用 Ω 表示，除欧姆外，还有千欧（kΩ）和兆欧（MΩ）。其换算关系为：

$$1M\Omega = 1\ 000k\Omega = 10^6\Omega$$

$$1k\Omega = 10^3\Omega$$

表示电阻器的阻值时，应遵循以下原则：若 $R < 1\ 000\Omega$，用 Ω 表示；若 $1\ 000\Omega \leqslant R \leqslant 1\ 000k\Omega$，用 kΩ 表示；若 $R \geqslant 1\ 000k\Omega$，用 MΩ 表示。

电阻器色标法是用色环在电阻器表面标出标称阻值和允许误差的方法，颜色规定特点是标志清晰，易于看清。色标法又分为四色环色标法和五色环色标法。普通电阻器大多用四色环色标法来标注，四色环的前两色环表示阻值的有效数字，第 3 条色环表示阻值倍率，第 4 条色环表示阻值允许误差范围；精密电阻器大多用五色环法来标注，五色环的前 3 条色环表示阻值的有效数字，第 4 条色环表示阻值倍率，第 5 色环表示阻值允许误差范围。电阻器色环助记口诀如下：

棕 1 红 2 橙上 3,

4 黄 5 绿 6 是蓝,

7 紫 8 灰 9 雪白,

黑色是 0 须记牢。

四色环电阻器识别如附图 1-2 所示,电阻器四色环代表的意义如附表 1-5 所示;五色环电阻器识别如附图 1-3 所示,电阻器五色环代表的意义如附表 1-6 所示。

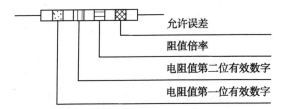

附图 1-2 四色环电阻器识别

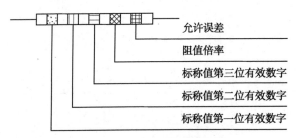

附图 1-3 五色环电阻器识别

附表 1-5 电阻器四色环代表的意义

颜色	第一环有效数	第二环有效数	倍率	允许误差
黑	0	0	10^0	—
棕	1	1	10^1	—
红	2	2	10^2	—
橙	3	3	10^3	—
黄	4	4	10^4	—
绿	5	5	10^5	—
蓝	6	6	10^6	—
紫	7	7	10^7	—
灰	8	8	10^8	—
白	9	9	10^9	—
金	—	—	10^{-1}	±5%
银	—	—	10^{-2}	±10%
无色	—	—	—	±20%

附表 1-6　电阻器五色环代表的意义

颜色	第一环有效数	第二环有效数	第三环有效数	倍率	允许误差
黑	0	0	0	10^0	—
棕	1	1	1	10^1	±1%
红	2	2	2	10^2	±2%
橙	3	3	3	10^3	—
黄	4	4	4	10^4	—
绿	5	5	5	10^5	±5%
蓝	6	6	6	10^6	±0.25%
紫	7	7	7	10^7	±0.1%
灰	8	8	8	10^8	—
白	9	9	9	10^9	—
金	—	—	—	10^{-1}	—
银	—	—	—	10^{-2}	—

（四）电阻器的检测

注意事项：在路测试电阻器值时，因电路中电参数相互影响，应先取下电阻器的一个脚再进行测量。测量方法见第一部分实验一。

二、电　容　器

（一）电容器的型号

电容器简称为电容。电容器的型号一般由 4 部分组成，其型号如附图 1-4 所示。

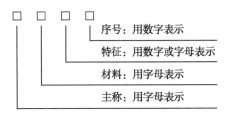

序号：用数字表示
特征：用数字或字母表示
材料：用字母表示
主称：用字母表示

附图 1-4　电容器的型号

电容器的型号命名方法如附表 1-7 所示。

在电子线路中，电解电容器较为常用，对电解电容器而言，尤其要注意它的极性和耐压。因为电解电容器的极性接反，或者在它两端所加电压超过其耐压值时，电解电容器都有可能发生爆炸。

附表1-7 电容器的型号命名方法

第一部分 主称		第二部分 材料		第三部分 特征分类的符号及其意义					第四部分 序号
符号	意义	符号	意义	符号	云母	瓷介	电解	其他	说明
C	电容器	C	瓷介	1	非密封	圆片	箔式	非密封	对主称、材料特征相同,仅性能指标、尺寸略有差别,但基本上不影响互换的产品给同一序号。如尺寸、性能指标差别已明显影响互换时,则在序号后面用大写字母作为区别
		Y	云母	2	非密封	管形	箔式	非密封	
		I	玻璃釉	3	密封	叠片	烧结粉,非固体	密封	
		B	聚苯乙烯	4	独石	独石	烧结粉,固体	密封	
		O	玻璃膜	5	—	穿心	—	穿心	
		F	聚四氟乙烯	6	—	支柱式	交流	交流	
		L	涤纶	7	标准	交流	无极性	片式	
		S	聚碳酸酯漆膜	8	高压	高压	—	高压	
		Q	漆膜	9	—	—	特殊	特殊	
		A	钽						
		T	钛						
		M	压敏						
		J	金属化纸						
		D	铝						
		G	合金						
		E	其他材料						

(二)电容器的主要参数

1. 电容器的容量单位和偏差 电容器的容量单位为法拉,简称法,用 F 表示。在实用中"法"的单位太大,常用毫法(mF)、微法(μF)、毫微法(nF)和皮法(pF)作单位,其换算关系如下:

$$1mF = 10^{-3}F \qquad 1\mu F = 10^{-6}F \qquad 1nF = 10^{-9}F \qquad 1pF = 10^{-12}F$$

电容器的容量偏差分别用 $D(\pm0.5\%)$、$F(\pm1\%)$、$G(\pm2\%)$、$K(\pm10\%)$、$M(\pm20\%)$ 和 N($\pm30\%$)表示。

2. 电容器的容量标志法 电容器的标称容量系列与电阻器采用的系列相同,即 E24、E12、E6 系列。

(1)直标法:将标称容量及偏差直接标在电容体上,0.22μF±10%、220MFD(220μF)±0.5%。若是零点零几,常把整数单位的"0"省去,如 01μF 表示 0.01μF。有些电容器也采用"R"表示小数点,如 R47μF 表示 0.47μF。

(2)数码法:一般用 3 位数字表示电容器容量大小,其单位为 pF。其中第一、二位表示有效值数字,第三位表示倍数,即表示有效值后"零"的个数。如"103"表示 10×10^{3}pF(0.01μF)、"224"表示 22×10^{4}pF(0.22μF)。

(3)数字表示法:是只标数字不标单位的直接表示法。采用此法的仅限 pF 和 μF 两种。如电容体上标志"3""47""6800""0.01"分别表示 3pF、47pF、6 800pF、0.01μF。对电解电容器如标志"1""47""220"则分别表示 1μF、47μF 和 220μF。

(4)数字字母法:容量的整数部分写在容量单位标志字母的前面,容量的小数部分写在容量单位标志字母的后面。如 1.5pF、6 800pF、4.7μF、1 500μF 分别写成 1p5、6n8、4μ7、1m5。

（5）色标法：标志的颜色符号与电阻器采用的相同，其容量单位为 pF。对于立式电容器，色环顺序从上而下，沿引线方向排列。如果某个色环的宽度等于标准宽度的 2 倍或 3 倍，则表示相同颜色的 2 个或 3 个色环。有时小型电解电容器的工作电压也采用色标，例如，6.3V 用棕色、10V 用红色、16V 用灰色，并且对应标志在引线根部。

（三）电容器的检测

测量方法见第一部分实验一。

三、电　感　器

（一）电感器的型号

电感器简称为电感。电感器的型号一般由 4 部分组成，其型号如附图 1-5 所示。

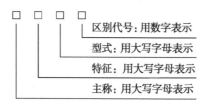

附图 1-5　电感器的型号

（二）电感线圈的主要技术参数

（1）电感量：也称作自感系数（L），是表示电感元件自感应能力的一种物理量。L 的单位为 H（亨）、mH（毫亨）和 μH（微亨），三者的换算关系如下：

$$1H = 10^3 mH = 10^6 μH$$

（2）品质因数：是表示电感线圈品质的参数，也称作 Q 值或优值。Q 值越高，电路的损耗越小，效率越高。

（3）分布电容：线圈匝间、线圈与地之间、线圈与屏蔽盒之间以及线圈的层间都存在着电容，这些电容统称为线圈的分布电容。分布电容的存在会使线圈的等效总损耗电阻增大，品质因数 Q 降低。

（4）额定电流：是指允许长时间通过线圈的最大工作电流。

（5）稳定性：主要指参数受温度、湿度和机械振动等影响的程度。

（三）电感器的检测

电感器的常见故障有断路、短路等。为了保证电路正常工作，电感器使用前必须进行测量，用万用表欧姆挡可以对电感器进行简单的测量，测出电感线圈的直流电阻，并与其技术指标相比较：若阻值比规定的阻值小得多，则说明线圈存在局部短路或严重短路情况；若阻值为∞，则表示线圈存在断路。

四、半导体分立器件

（一）半导体分立器件的型号

半导体分立器件的型号组成如附图 1-6 所示。

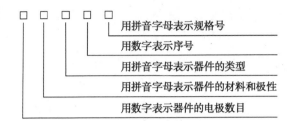

用拼音字母表示规格号
用数字表示序号
用拼音字母表示器件的类型
用拼音字母表示器件的材料和极性
用数字表示器件的电极数目

附图1-6　半导体分立器件的型号组成

半导体分立器件的型号命名方法如附表1-8所示。

附表1-8　半导体分立器件的型号命名方法

第一部分		第二部分		第三部分				第四部分	第五部分
用数字表示器件的电极数目		用拼音字母表示器件的材料和极性		用拼音字母表示器件的类型				用数字表示序号	用拼音字母表示规格号
符号	意义	符号	意义	符号	意义	符号	意义		
2	二极管	A	N型,锗材料	P	小信号管	D	低频大功率晶体管 $(f_a<3\text{MHz}, P_c\geq1\text{W})$		
		B	P型,锗材料	V	混频检波管	A	高频大功率晶体管 $(f_a\geq3\text{MHz}, P_c\geq1\text{W})$		
		C	N型,硅材料	W	电压稳压管				
		D	P型,硅材料	C	变容管				
3	三极管	A	PNP型,锗材料	Z	整流管	T	闸流管		
		B	NPN型,锗材料	L	整流堆	Y	体效应管		
		C	PNP型,硅材料	S	隧道管	B	雪崩管		
		D	NPN型,硅材料	K	开关管	J	阶跃恢复管		
		E	化合物材料	X	低频大功率晶体管 $(f_a<3\text{MHz}, P_c<1\text{W})$	CS	场效应晶体管		
						BT	特殊晶体管		
				G	高频小功率晶体管 $(f_a\geq3\text{MHz}, P_c<1\text{W})$	FH	复合管		
						PIN	PIN管		
						GJ	激光二极管		

（二）常用半导体二极管的性能特点及应用

几种常用半导体二极管的性能特点及应用如附表1-9所示。

附表1-9　几种常用半导体二极管的性能特点及应用

二极管的类别	应用特点
普通二极管	多用于整流、检波。普通二极管不仅有硅管和锗管之分,而且还有低频和高频、大功率和中(小)功率之分。硅管具有良好的温度特性及耐压性能,故使用较多。检波实际上是对高频小信号整流的过程,它可以把调幅信号中的调制信号(低频成分)取出来。检波二极管属于锗材料点接触型二极管,其特点是工作频率高,正向压降小
光电二极管	是一种将光信号转换成电信号的半导体器件。光电二极管PN结的反向电阻大小与光照强度有关系,光照越强,阻值越小。光电二极管可用于光的测量。当制成大面积的光电二极管时,可作为一种能源,称为光电池

二极管的类别	应用特点
发光二极管	是将电信号转换成光信号的发光半导体器件，当管子 PN 结通过合适的正向电流时，便以光的形式将能量释放出来。它具有工作电压低、耗电少、响应速度快、寿命长、色彩绚丽及轻巧等优点（颜色有红、绿、黄等，形状有圆形和矩形等），广泛应用于单个显示电路或做成七段显示器、LED 点阵等。而在数字电路实验中，常用作逻辑显示器
变容二极管	在电路中能起到可变电容的作用，其结电容随反向电压的增加而减小。变容二极管主要用于高频电路中，如变容二极管调频电路
稳压二极管	也称齐纳二极管，是一种用于稳压、工作于反向击穿状态的特殊二极管。稳压二极管是以特殊工艺制造的面接触型二极管，它是利用 PN 结反向击穿后，在一定反向电流范围内，反向电压几乎不变的特点进行稳压的

（三）半导体二极管的主要参数

（1）最大整流电流 I_F：是指二极管长期连续工作时，允许通过的最大正向平均电流。使用时应注意通过二极管的平均电流不能大于该值，否则将可能导致二极管损坏。

（2）最高反向工作电压 U_{RM}：是指为避免二极管击穿，所能加于二极管上的反向电压最大值。为了安全起见，通常最高反向工作电压为反向击穿电压的 $1/3 \sim 1/2$。

（3）最高工作频率 f_M：由于 PN 结具有电容效应，当工作频率超过某一限度时，其单向导电性将变差，该频率为二极管最高工作频率 f_M。点接触二极管的 f_M 值较高（100MHz 以上），面接触二极管的 f_M 值较低（为数千赫兹）。

（四）半导体二极管的检测

测量方法见第一部分实验一。

（五）半导体三极管的外形

常见半导体三极管的外形及电路符号如附图1-7所示。

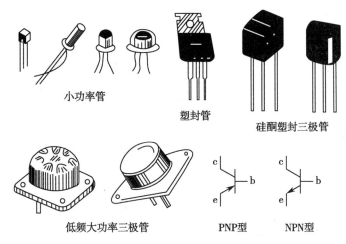

小功率管

塑封管

硅酮塑封三极管

低频大功率三极管　　　PNP型　　　NPN型

附图 1-7　常见半导体三极管的外形及电路符号

（六）常用小功率半导体三极管的主要参数

小功率双极型三极管具有工作频率高、工作稳定等特点，在交直流电压放大电路及振荡电路中被广泛应用。常用 3AG、3CG 型高频小功率三极管主要参数如附表 1-10 所示。国际常用 9011～9018 系列三极管类似于国产 3CG、3DG 系列三极管。国际常用 9011～9018 系列三极管的主要参数如附表 1-11 所示。

附表1-10 常用3AG、3CG型高频小功率三极管主要参数

参数 / 型号	极限参数				直流参数		交流参数		
	P_{CM}/mW	I_{CM}/mA	U_{CEO}/V	U_{EBO}/V	I_{CBO}/μA	I_{CEO}/μA	f_T/MHz	C_{ob}/pF	r_{bb}/Ω
3AG53A							≥30	≤5	≤100
B							≥50		
C	50	10	−15	−1	≤5	≤200	≥100		≤50
D							≥200	≤3	
E							≥300		
3AG54A							≥30		≤100
B							≥50		
C	100	30	−15	−2	≤5	≤300	≥100	≤5	
D							≥200		≤50
E							≥300		
3AG55A							100		≤50
B	150	50	−15	−2	≤8	≤500	200	≤8	≤30
C							300		
3CG1A			≥15		≤0.5	≤1	>50		
B			≥20				>80		
C	300	40	≥30	≥4	≤0.2	≤0.5		≤5	—
D			≥40				>100		
E			≥50						
3CG21A			≥15						
B			≥25						
C			≥40						
D	300	50	≥55	≥4	≤0.5	≤1	≥100	≤10	—
E			≥70						
F			≥85						
G			≥100						
3CG22 A～G	500	100	同上	≥4	≤0.5	≤1	≥100	≤10	—
3CG23 A～G	700	150	同上	≥4	≤0.5	≤1	≥60	≤10	—

附表 1-11　国际常用 9011～9018 系列三极管的主要参数

型号	极限参数			直流参数			交流参数		类型
	P_{CM}/mW	I_{CM}/mA	U_{CEO}/V	I_{CEO}/μA	U_{CE}/V	h_{FE}	f_T/MHz	C_{ob}/pF	
CS9011						28			
E						39			
F						54			
G	300	100	18	0.05	0.3	72	150	3.5	NPN
H						97			
I						132			
CS9012						64			
E						78			
F	600	500	25	0.5	0.6	96	150	—	PNP
G						118			
H						144			
CS9013						64			
E						78			
F	400	500	25	0.5	0.6	96	150	—	NPN
G						118			
H						144			
CS9014						60			
A						60			
B	300	100	18	0.05	0.3	100	150	—	NPN
C						200			
D						400			
CS9015					0.5	60	50	6	
A						60			
B	310 600	100	18	0.05	0.7	100	100	—	PNP
C						200			
D						400			
CS9016	310	25	20	0.05	0.3	28～97	500	—	NPN
CS9017	310	100	12	0.05	0.5	28～72	600	2	NPN
CS9018	310	100	12	0.05	0.5	28～72	700	—	NPN

（七）半导体三极管的检测

测量方法见第一部分实验一。

五、半导体集成电路

（一）半导体集成电路的型号

国产半导体集成电路的型号主要由5部分组成，国产半导体集成电路的型号如附图1-8所示。

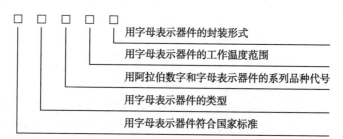

附图1-8　国产半导体集成电路的型号

国产半导体集成电路型号命名方法如附表1-12所示。

附表1-12　国产半导体集成电路型号命名法

第零部分		第一部分		第二部分	第三部分		第四部分	
用字母表示器件符合国家标准		用字母表示器件的类型		用阿拉伯数字和字母表示器件的系列品种代号	用字母表示器件的工作温度范围		用字母表示器件的封装形式	
符号	意义	符号	意义		符号	意义	符号	意义
C	中国制造	T	TTL电路		C	0～70℃	B	塑料封装
		H	HTL电路		E	−48～75℃	D	陶瓷直插
		E	ECL电路		R	−55～85℃	F	全密封扁平
		C	CMOS电路		M	−55～125℃	J	黑陶瓷扁平
		F	线性放大器				K	金属菱形
		D	音响、电视电路				P	塑料直插
		W	稳压器				T	金属圆形
		J	接口电路				W	陶瓷封装
		B	非线性电路					
		M	存储器					
		μ	微型电路					

（二）半导体集成电路引脚的识别

使用集成电路前，必须认真查对识别集成电路的引脚，确认实现电源、地、输入、输出、控制等功能的引脚号，以免因错接而损坏器件。

引脚排列的一般规律为：圆型集成电路识别时，面向引脚正视，从定位销顺时针方向依次为1，2，3，4……，圆型多见于模拟集成电路，如附图1-9（a）所示；扁平和双列直插型集成电路识别时，将文字符号标记正放（一般集成电路上有一圆点或有一缺口，将缺口或圆点置于左方），由顶部俯视，从左下脚起，按逆时针方向数，依次为1，2，3，4……，扁平型多见于数字集成电路，如附图1-9（b）所示。双列直插型封装广泛应用于模拟和数字集成电路，如附图 1-9（c）所示。半导体集成电路引脚的识别如附图 1-9 所示。

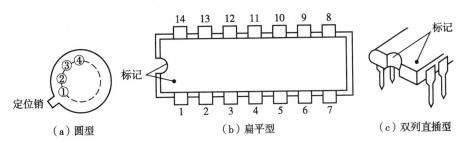

（a）圆型　　　　　　　　　（b）扁平型　　　　　　　　（c）双列直插型

附图 1-9　半导体集成电路引脚的识别

（三）常用模拟集成电路

1．运算放大器

（1）μA741 通用运算放大器：μA741 是通用型集成运算放大器，内部具有频率补偿，输入、输出过载保护功能，允许有较高的输入共模电压和差模电压，电源电压适应范围较宽。μA741 通用运算放大器的引脚排列如附图 1-10 所示。μA741 通用运算放大器的主要参数如附表 1-13 所示。

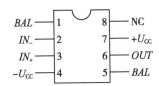

附图 1-10　μA741 通用运算放大器的引脚排列

附表 1-13　μA741 通用运算放大器的主要参数（$T_j = 25℃$）

参数名称	符号/单位	测试条件	典型值
输入失调电压	U_{IO}/mV	$R_s \leqslant 10k\Omega$	1.0
输入偏置电流	I_{IB}/nA	—	80
输入失调电流	I_{IO}/nA	—	20
输入电容	C_i/pF	—	1.4
差模输入电阻	$R_{id}/M\Omega$	—	2.0
输入失调电压调整范围	U_{IOR}/mV	—	±15
差模电压增益	$A_{UD}/(V/V)$	$R_L \geqslant 2k\Omega,\ U_o \geqslant \pm 10V$	2×10^5
输出短路电流	I_{os}/mA	—	25
输出电阻	R_o/Ω	—	75
功耗	P_O/mW	—	50
电源电流	I_s/mA	—	1.7
转换速率	$S_R/U \cdot \mu s^{-1}$	$R_L \geqslant 2k\Omega$	0.5

（2）LM324 集成运算放大器：集成运算放大器 LM324 由 4 个独立的高增益内部频率补偿运放组成，具有输出电压振幅大、电源功耗小的特点。LM324 集成运算放大器的引脚排列如附图 1-11 所示，LM324 集成运算放大器的主要参数如附表 1-14 所示。

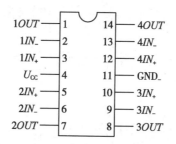

附图 1-11　LM324 集成运算放大器的引脚排列

附表 1-14　LM324 集成运算放大器的主要参数($T_j = 25℃$)

参考名称	符号/单位	典型值
输入失调电压	U_{IO}/mV	2
输入偏置电流	I_{IB}/nA	45
输入失调电流	I_{IO}/nA	5
单电源电压范围	U_s/V	3～30
双电源电压范围	U_s/V	±1.5～±15
差模电压增益	$A_{UD}/(V/V)$	10^5

（3）OP07 高精度运算放大器：OP07 是低输入失调电压型集成运算放大器，具有低噪声、温漂和时漂小的特点。OP07 高精度运算放大器的引脚排列如附图 1-12 所示，OP07 高精度运算放大器的主要参数如附表 1-15 所示。

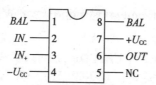

附图 1-12　OP07 高精度运算放大器的引脚排列

附表 1-15　OP07 高精度运算放大器的主要参数($T_j = 25℃$)

参考名称	符号/单位	典型值
输入失调电压	$U_{IO}/\mu V$	10
偏置电流	I_{IB}/nA	0.7
静态电流	I_Q/mA	2.5
转换速率	$S_R/V \cdot \mu S^{-1}$	0.3
电源电压	U_s/V	±22
输入失调电压温度系数	$\Delta U_{IO}/\Delta T/\mu V \cdot ℃^{-1}$	0.2

2. 功率放大器

（1）LM386：集成运算放大器 LM386 是一种音频集成功率放大器，具有自身功耗低、电压增益可调整、电源电压范围大、外接元件少和总谐波失真小等优点的功率放大器，广泛应用于录音机和收音机之中。LM386 的引脚排列如附图 1-13 所示，LM386 的主要参数如附表 1-16 所示。

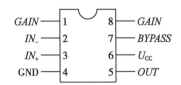

附图 1-13　LM386 的引脚排列

附表 1-16　LM386 的主要参数($T_j = 25℃$)

参数名称	符号/单位	测试条件	参考值
电源电压	U_{CC}/V	—	4～12
静态电流	I_{CC}/mA	$U_{CC} = 6V$, $U_i = 0$	4～8
输出功率	P_O/mW	$U_{CC} = 6V$, $R_L = 8Ω$, $THD = 10\%$	325
带宽	BW/kHz	$U_{CC} = 6V$, 1 脚、8 脚断开	300
输入阻抗	R_i/kΩ	—	50
谐波失真	THD/%	$U_{CC} = 6V$, $R_L = 8Ω$, $P_O = 125mW$ $f = 1kHz$, 1 脚、8 脚断开	0.2

　　(2) 五端集成功放(200X 系列)：TDA200X 系列包括 TDA2002、TDA2003 和 TDA2030，是单片集成功率放大器件。性能优良，功能齐全，并附加有各种保护、消噪声电路，外接元件少，仅有 5 个引脚，易于安装，因此称为五端集成功放。集成功放基本都工作在接近乙类的甲乙类状态，静态电流大都在 10～50mA 范围内，因此静态功耗很小，但动态功耗很大，且随输出的变化而变化。TDA2030 音频功率放大器的引脚排列如附图 1-14 所示。TDA2030 音频功率放大器的主要参数如附表 1-17 所示。

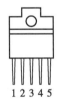

1：同相输入
2：反向输入
3：$-U_{CC}$
4：输出端
5：$+U_{CC}$

1 2 3 4 5

附图 1-14　TDA2030 音频功率放大器的引脚排列

附表 1-17　TDA2030 音频功率放大器的主要参数($T_j = 25℃$)

参数名称	符号/单位	测试条件	参考值
电源电压	U_{CC}/V	—	±6～±18
输入阻抗	R_i/MΩ	开环，$f = 1kHz$	5
静态电流	I_{CC}/mA	$U_{CC} = ±18V$, $R_L = 4Ω$	40
输出功率	P_O/W	$R_L = 4Ω$, $THD = 0.5\%$	14
		$R_L = 8Ω$, $THD = 0.5\%$	9
频响	BW/Hz	$P_O = 12W$, $R_L = 4Ω$	10～140k
电压增益	A_U/dB	$f = 1kHz$	30
谐波失真	THD/%	$P_O = 0.1～12W$, $R_L = 4Ω$	0.2

3. 三端集成稳压器

（1）固定三端集成稳压器：固定三端集成稳压器有正电压 78XX 系列和负电压 79XX 系列。用 78/79 系列三端集成稳压 IC 来组成稳压电源所需的外围元件极少，电路内部还有过流、过热及调整管的保护电路，使用起来可靠、方便，而且价格便宜。78XX、79XX 固定稳压器引脚排列如附图 1-15 所示。LM7800、LM7900 系列固定稳压器的主要参数如附表 1-18 所示。

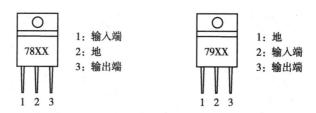

附图 1-15　78XX、79XX 固定稳压器引脚排列

附表 1-18　LM7800、LM7900 系列固定稳压器的主要参数（ $T_j = 25℃$ ）

型号	输出电压 （ U_O/V）	输入输出 电压差 （ $U_I - U_O$/V）	电压调 整率 （△ U_O/V）	静态 电流 （ I_B/mA）	最小输 入电压 （ U_{Imin}/V）	最大输 入电压 （ U_{Imax}/V）	温度变 化率 （ S_T/mV/℃ ）
LM7805	4.8～5.2	2.0	50	8	7.3	35	0.6
LM7812	11.5～12.5	2.0	120	8	14.6	35	1.5
LM7815	14.4～15.6	2.0	150	8	17.7	35	1.2
LM7905	−4.8～−5.2	1.1	15	1	—	−35	0.4
LM7912	−11.5～−12.5	1.1	5	1.5	—	−40	−0.8
LM7915	−14.4～−15.6	1.1	5	1.5	—	−40	−1.0
测试条件	5mA≤I_O≤1.0A	I_O=1.0A T_j=25℃	I_O≤1.0A	—	I_O≤1.0A 保证电压 调整率时	—	—

（2）可调节三端集成稳压器：可调节三端集成稳压器有正电压 W317 系列和负电压 W337 系列。除了输出电压极性、引脚定义不同，两系列稳压集成块均具有输出电压可在特定范围内连续可调节，芯片具有过电流、过热等保护功能，一般仅需少量外接元件即可工作。LM117/217/317、LM137/237/337 可调节三端集成稳压器的引脚排列如附图 1-16 所示。

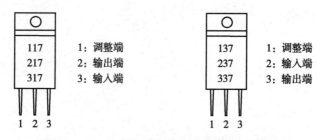

附图 1-16　可调节三端集成稳压器的引脚排列

LM117、LM217、LM317、LM137、LM237、LM337 可调节三端集成稳压器的主要参数如附表 1-19 所示。

附表 1-19　可调节三端集成稳压器的主要参数（ $T_j = 25℃$ ）

型号	最大输入输出电压之差	输出电压可调范围	电压调整率	电流调整率	调整端电流	最小负载电流	外形
	$U_{Imax} - U_O / V$	U_O / V	S_U / mV	S_I / mV	$I_{ADJ} / \mu A$	I_{omin} / mA	
LM117/217	40	1.25～37	0.01	0.3	100	3.5	TO-3 TO-220
LM317	40	1.25～37	0.01	0.5	100	3.5	
LM137/237	40	−1.25～−37	0.01	0.3	65	2.5	
LM337	40	−1.25～−37	0.01	0.3	65	2.5	
测试条件	—	—	$3 \leqslant \lvert U_I - U_O \rvert \leqslant 40V$	$10mA \leqslant I_O \leqslant I_{max}$ $U_O > 5V$	—	$U_I - U_O = 40V$	

（四）常用数字集成电路

1．数字集成电路的产品系列　考虑到国际上通用标准型号和我国现行国家标准，根据工作温度和电源电压允许工作范围的不同，我国 TTL 数字集成电路分为 CT54 系列和 CT74 系列两大类。CT54 系列和 CT74 系列的工作条件对比如附表 1-20 所示。CT74 系列 TTL 集成逻辑门各子系列重要的参数比较如附表 1-21 所示。TTL 和 CMOS 电路各系列重要参数的比较如附表 1-22 所示。

附表 1-20　CT54 系列和 CT74 系列的工作条件对比

参数	CT54 系列			CT74 系列		
	最大	一般	最小	最大	一般	最小
电源电压 /V	5.5	5.0	4.5	5.25	5.0	4.75
工作温度 /℃	125	2.5	−55	70	25	0

附表 1-21　TTL 集成逻辑门各子系列重要的参数比较

TTL 子系列	标准 TTL	LTTL	HTTL	STTL	LSTTL	ASTTL	ALSTTL
系列名称	CT7400	CT74L00	CT74H00	CT74S00	CT74LS00	CT74AS00	CT74ALS00
工作电压 /V	5	5	5	5	5	5	5
平均功耗（每门）/mW	10	1	22.5	19	2	8	1.2
典型噪声容限 /V	1	1	1	0.5	0.6	0.5	0.5
功耗 - 延迟积 /(mW·ns)	90	33	135	57	19	24	4.2
最高工作频率 /MHz	40	13	80	130	50	230	100
平均传输延迟时间（每门）/ns	9	33	6	3	9.5	3	3.5

附表 1-22　TTL 和 CMOS 电路各系列重要参数的比较

参数名称	TTL 系列				CMOS 系列	HCMOS 系列	
	CT74S	CT74LS	CT74AS	CT74ALS	4 000	CC74HC	CC74HCT
电源电压 /V	5	5	5	5	5	5	5
U_{OL}/V	0.5	0.5	0.5	0.5	0.05	0.1	0.1
U_{OH}/V	2.7	2.7	2.7	2.7	4.95	4.9	4.9
I_{OL}/mA	20	8	20	8	0.51	4	4
I_{OH}/mA	−1	−0.4	−2	−0.4	−0.51	−4	−4
U_{IL}/V	0.8	0.8	0.8	0.8	1.5	1.0	0.8
U_{IH}/V	2	2	2	2	3.5	3.5	2
I_{IL}/mA	−2	−0.4	−0.5	−0.1	$−0.1 \times 10^{-3}$	$−0.1 \times 10^{-3}$	$−0.1 \times 10^{-3}$
I_{IH}/μA	50	20	20	20	0.1	0.1	0.1
f_{max}/MHz	130	50	230	100	5	50	50
t_{pd}/ 门 /ns	3	9.5	3	3.5	45	8	8
P（每门）/mW	19	2	8	1.2	5×10^{-3}	3×10^{-3}	3×10^{-3}

2. 部分常用数字集成电路的引脚排列

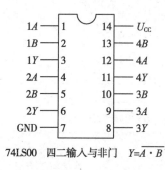

74LS00　四二输入与非门　$Y=\overline{A \cdot B}$

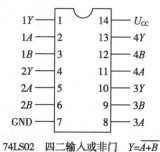

74LS02　四二输入或非门　$Y=\overline{A+B}$

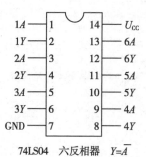

74LS04　六反相器　$Y=\overline{A}$

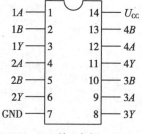

74LS08　四二输入与门　$Y=A \cdot B$

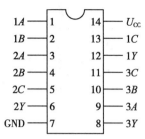

74LS10 三三输入与非门

$Y=\overline{A \cdot B \cdot C}$

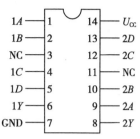

74LS13 二四输入正与非门

$Y=\overline{A \cdot B \cdot C \cdot D}$

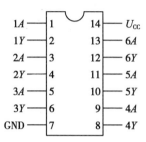

74LS14 六反相器施密特触发器

$Y=\overline{A}$

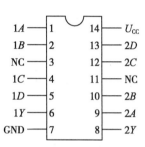

74LS20 二四输入与非门

$Y=\overline{A \cdot B \cdot C \cdot D}$

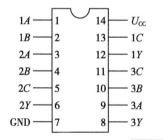

74LS27 三输入正或门 $Y=\overline{A+B+C}$

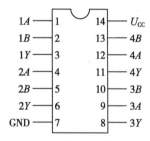

74LS32 四二输入正或门 $Y=A+B$

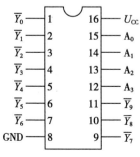

74LS42 4线–10线译码器

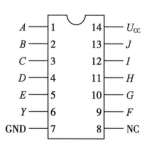

74LS54 四组输入与或非门

$Y=\overline{AB+CDE+FGH+IJ}$

171

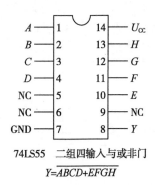

74LS55 二组四输入与或非门

$Y=\overline{ABCD+EFGH}$

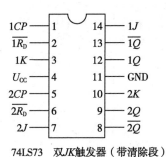

74LS73 双JK触发器（带清除段）

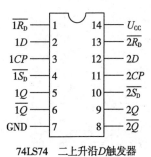

74LS74 二上升沿D触发器

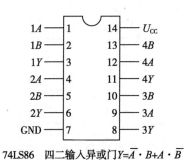

74LS86 四二输入异或门 $Y=\overline{A}\cdot B+A\cdot\overline{B}$

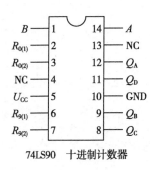

74LS90 十进制计数器

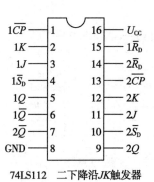

74LS112 二下降沿JK触发器

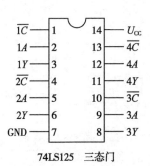

74LS125 三态门

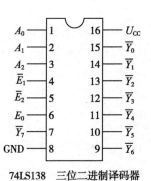

74LS138 三位二进制译码器

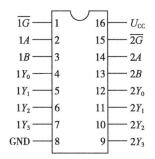

74LS139　双2线–4线译码器

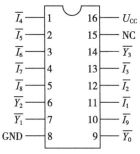

74LS147　10线–4线优先编码器

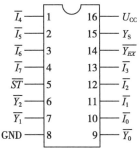

74LS148　8线–3线优先编码器

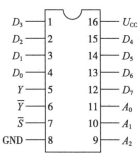

74LS151　8选1数据选择器

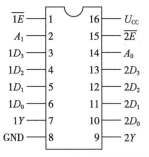

74LS153　二4选1数据选择器

74LS161　同步四位二进制计数器

74LS163　同步四位二进制计数器（同步清零）

74LS174　六上升沿D触发器

173

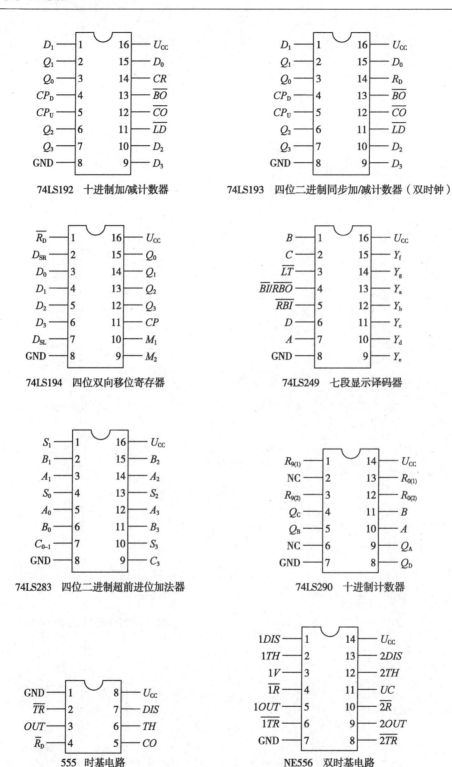

74LS192 十进制加/减计数器

74LS193 四位二进制同步加/减计数器（双时钟）

74LS194 四位双向移位寄存器

74LS249 七段显示译码器

74LS283 四位二进制超前进位加法器

74LS290 十进制计数器

555 时基电路

NE556 双时基电路

3. 部分常用数字集成电路的真值表、功能表 见附表 1-23～附表 1-41。

注：以下各表中 L 表示低电平；H 表示高电平；×表示任意；↑表示上升沿；↓表示下降沿。

附表 1-23　74LS42 真值表

输入				输出									
A_3	A_2	A_1	A_0	$\overline{Y_0}$	$\overline{Y_1}$	$\overline{Y_2}$	$\overline{Y_3}$	$\overline{Y_4}$	$\overline{Y_5}$	$\overline{Y_6}$	$\overline{Y_7}$	$\overline{Y_8}$	$\overline{Y_9}$
0	0	0	0	0	1	1	1	1	1	1	1	1	1
0	0	0	1	1	0	1	1	1	1	1	1	1	1
0	0	1	0	1	1	0	1	1	1	1	1	1	1
0	0	1	1	1	1	1	0	1	1	1	1	1	1
0	1	0	0	1	1	1	1	0	1	1	1	1	1
0	1	0	1	1	1	1	1	1	0	1	1	1	1
0	1	1	0	1	1	1	1	1	1	0	1	1	1
0	1	1	1	1	1	1	1	1	1	1	0	1	1
1	0	0	0	1	1	1	1	1	1	1	1	0	1
1	0	0	1	1	1	1	1	1	1	1	1	1	0
伪码 1	0	1	0	1	1	1	1	1	1	1	1	1	1
1	0	1	1	1	1	1	1	1	1	1	1	1	1
1	1	0	0	1	1	1	1	1	1	1	1	1	1
1	1	0	1	1	1	1	1	1	1	1	1	1	1
1	1	1	0	1	1	1	1	1	1	1	1	1	1
1	1	1	1	1	1	1	1	1	1	1	1	1	1

附表 1-24　74LS73 功能表

输入				输出	
$\overline{R_D}$	CP	J	K	Q	$\overline{Q}$
L	×	×	×	L	H
H	↓	L	L	Q_0	$\overline{Q_0}$
H	↓	H	L	H	L
H	↓	L	H	L	H
H	↓	H	H	触发	
H	H	×	×	Q_0	$\overline{Q_0}$

附表 1-25　74LS74 功能表

输入				输出	
$\overline{PR}$	$\overline{R_D}$	CP	D	Q	$\overline{Q}$
L	H	×	×	H	L
H	L	×	×	L	H
L	L	×	×	H*	H*
H	H	↑	H	H	L
H	H	↑	L	L	H
H	H	L	×	Q_0	$\overline{Q_0}$

注：*不稳定状态，当预置和清除端输入回到高电平时，状态将不能保持；

Q_0＝建立稳态输入条件前 Q 的电平；

$\overline{Q_0}$＝建立稳态输入条件前 $\overline{Q}$ 的电平。

附表 1-26 74LS112 特性表

输入					输出	
$\overline{IPR}$	$\overline{R}_D$	CP	J	K	Q	$\overline{Q}$
L	H	×	×	×	H	L
H	L	×	×	×	L	H
L	L	×	×	×	不用	
H	H	↓	L	L	Q_0	$\overline{Q}_0$
H	H	↓	H	L	H	L
H	H	↓	L	H	L	H
H	H	↓	H	H	触发	
H	H	H	×	×	Q_0	$\overline{Q}_0$

附表 1-27 74LS138 真值表

输入					输出							
S_1	$\overline{S}_2+\overline{S}_3$	A_2	A_1	A_0	$\overline{Y}_7$	$\overline{Y}_6$	$\overline{Y}_5$	$\overline{Y}_4$	$\overline{Y}_3$	$\overline{Y}_2$	$\overline{Y}_1$	$\overline{Y}_0$
1	0	0	0	0	1	1	1	1	1	1	1	0
1	0	0	0	1	1	1	1	1	1	1	0	1
1	0	0	1	0	1	1	1	1	1	0	1	1
1	0	0	1	1	1	1	1	1	0	1	1	1
1	0	1	0	0	1	1	1	0	1	1	1	1
1	0	1	0	1	1	1	0	1	1	1	1	1
1	0	1	1	0	1	0	1	1	1	1	1	1
1	0	1	1	1	0	1	1	1	1	1	1	1
0	×	×	×	×	1	1	1	1	1	1	1	1
×	1	×	×	×	1	1	1	1	1	1	1	1

附表 1-28 74LS139 功能表

输入			输出			
允许	选择					
$\overline{G}$	B	A	Y_0	Y_1	Y_2	Y_3
H	×	×	H	H	H	H
L	L	L	L	H	H	H
L	L	H	H	L	H	H
L	H	L	H	H	L	H
L	H	H	H	H	H	L

附表 1-29　74LS147 真值表

输入										输出			
$\bar{I_9}$	$\bar{I_8}$	$\bar{I_7}$	$\bar{I_6}$	$\bar{I_5}$	$\bar{I_4}$	$\bar{I_3}$	$\bar{I_2}$	$\bar{I_1}$	$\bar{I_0}$	$\bar{Y_3}$	$\bar{Y_2}$	$\bar{Y_1}$	$\bar{Y_0}$
0	×	×	×	×	×	×	×	×	×	0	1	1	0
1	0	×	×	×	×	×	×	×	×	0	1	1	1
1	1	0	×	×	×	×	×	×	×	1	0	0	0
1	1	1	0	×	×	×	×	×	×	1	0	0	1
1	1	1	1	0	×	×	×	×	×	1	0	1	0
1	1	1	1	1	0	×	×	×	×	1	0	1	1
1	1	1	1	1	1	0	×	×	×	1	1	0	0
1	1	1	1	1	1	1	0	×	×	1	1	0	1
1	1	1	1	1	1	1	1	0	×	1	1	1	0
1	1	1	1	1	1	1	1	1	0	1	1	1	1

附表 1-30　74LS148 真值表

输入									输出				
$\overline{ST}$	$\bar{I_7}$	$\bar{I_6}$	$\bar{I_5}$	$\bar{I_4}$	$\bar{I_3}$	$\bar{I_2}$	$\bar{I_1}$	$\bar{I_0}$	$\bar{Y_2}$	$\bar{Y_1}$	$\bar{Y_0}$	$\bar{Y_{EX}}$	Y_s
1	×	×	×	×	×	×	×	×	1	1	1	1	1
0	1	1	1	1	1	1	1	1	1	1	1	1	0
0	0	×	×	×	×	×	×	×	0	0	0	0	1
0	1	0	×	×	×	×	×	×	0	0	1	0	1
0	1	1	0	×	×	×	×	×	0	1	0	0	1
0	1	1	1	0	×	×	×	×	0	1	1	0	1
0	1	1	1	1	0	×	×	×	1	0	0	0	1
0	1	1	1	1	1	0	×	×	1	0	1	0	1
0	1	1	1	1	1	1	0	×	1	1	0	0	1
0	1	1	1	1	1	1	1	0	1	1	1	0	1

附表 1-31　74LS151 真值表

输入					输出	
D	A_2	A_1	A_0	$\bar{S}$	Y	$\bar{Y}$
×	×	×	×	1	0	1
D_0	0	0	0	0	D_0	$\bar{D_0}$
D_1	0	0	1	0	D_1	$\bar{D_1}$
D_2	0	1	0	0	D_2	$\bar{D_2}$
D_3	0	1	1	0	D_3	$\bar{D_3}$
D_4	1	0	0	0	D_4	$\bar{D_4}$
D_5	1	0	1	0	D_5	$\bar{D_5}$
D_6	1	1	0	0	D_6	$\bar{D_6}$
D_7	1	1	1	0	D_7	$\bar{D_7}$

附表 1-32　74LS153 真值表

选择		数据输入				选通	输出
B	A	C_0	C_1	C_2	C_3	$\overline{G}$	Y
×	×	×	×	×	×	H	L
L	L	L	×	×	×	L	L
L	L	H	×	×	×	L	H
L	H	×	L	×	×	L	L
L	H	×	H	×	×	L	H
H	L	×	×	L	×	L	L
H	L	×	×	H	×	L	H
H	H	×	×	×	L	L	L
H	H	×	×	×	H	L	H

附表 1-33　74LS163 状态表

输入									输出				
$\overline{R_D}$	$\overline{LD}$	CT_P	CT_T	CP	D_0	D_1	D_2	D_3	Q_0^{n+1}	Q_1^{n+1}	Q_2^{n+1}	Q_3^{n+1}	CO
0	×	×	×	↑	×	×	×	×	0	0	0	0	0
1	0	×	×	↑	d_0	d_1	d_2	d_3	d_0	d_1	d_2	d_3	
1	1	1	1	↑	×	×	×	×	计数				
1	1	0	×	×	×	×	×	×	保持				
1	1	×	0	×	×	×	×	×	保持				0

附表 1-34　74LS174 功能表

输入			输出
$\overline{R_D}$	CP	D	Q
L	×	×	L
H	↑	H	H
H	↑	L	L
H	L	×	Q

附表 1-35　74LS192 状态表

输入								输出				注
R_D	$\overline{LD}$	CP_U	CP_D	D_0	D_1	D_2	D_3	Q_0^{n+1}	Q_1^{n+1}	Q_2^{n+1}	Q_3^{n+1}	
1	×	×	×	×	×	×	×	0	0	0	0	异步清零
0	0	×	×	d_0	d_1	d_2	d_3	d_0	d_1	d_2	d_3	异步置数
0	1	↑	1	×	×	×	×	加法计数				$\overline{CO} = \overline{CP_U Q_3^n Q_0^n}$
0	1	1	↑	×	×	×	×	减法计数				$\overline{BO} = \overline{CP_D \overline{Q_3^n}\, \overline{Q_2^n}\, \overline{Q^n}\, \overline{Q_0^n}}$
0	1	1	1	×	×	×	×	保持				$\overline{BO} = \overline{CO} = 1$

附表 1-36 74LS193 状态表

输入								输出				注
R_D	$\overline{LD}$	CP_U	CP_D	D_0	D_1	D_2	D_3	Q_0^{n+1}	Q_1^{n+1}	Q_2^{n+1}	Q_3^{n+1}	
1	×	×	×	×	×	×	×	0	0	0	0	异步清零
0	0	×	×	d_0	d_1	d_2	d_3	d_0	d_1	d_2	d_3	异步置数
0	1	↑	1	×	×	×	×	加法计数				$\overline{CO} = \overline{CP_U Q_3^n Q_2^n Q_1^n Q_0^n}$
0	1	1	↑	×	×	×	×	减法计数				$\overline{BO} = \overline{CP_D Q_3^n Q_2^n Q_1^n Q_0^n}$
0	1	1	1	×	×	×	×	保持				$\overline{BO} = \overline{CO} = 1$

附表 1-37 74LS194 状态表

输入										输出				注
$\overline{R_D}$	M_1	M_0	D_{SR}	D_{SL}	CP	D_0	D_1	D_2	D_3	Q_0^{n+1}	Q_1^{n+1}	Q_2^{n+1}	Q_3^{n+1}	
0	×	×	×	×	×	×	×	×	×	0	0	0	0	清零
1	×	×	×	×	0	×	×	×	×	Q_0^n	Q_1^n	Q_2^n	Q_3^n	保持
1	1	1	×	×	↑	d_0	d_1	d_2	d_3	d_0	d_1	d_2	d_3	并行输入
1	0	1	1	×	↑	×	×	×	×	1	Q_0^n	Q_1^n	Q_2^n	右移输入 1
1	0	1	0	×	↑	×	×	×	×	0	Q_0^n	Q_1^n	Q_2^n	右移输入 0
1	1	0	×	1	↑	×	×	×	×	Q_1^n	Q_2^n	Q_3^n	1	左移输入 1
1	1	0	×	0	↑	×	×	×	×	Q_1^n	Q_2^n	Q_3^n	0	左移输入 0
1	0	0	×	×	×	×	×	×	×	Q_0^n	Q_1^n	Q_2^n	Q_3^n	保持

附表 1-38 74LS249 功能表

十进制或功能	输入						$\overline{BI}/\overline{RBO}$	输出							注
	$\overline{LT}$	$\overline{RBI}$	D	C	B	A		Y_a	Y_b	Y_c	Y_d	Y_e	Y_f	Y_g	
0	H	H	L	L	L	L	H	H	H	H	H	H	H	L	
1	H	×	L	L	L	H	H	L	H	H	L	L	L	L	
2	H	×	L	L	H	L	H	H	H	L	H	H	L	H	
3	H	×	L	L	H	H	H	H	H	H	H	L	L	H	
4	H	×	L	H	L	L	H	L	H	H	L	L	H	H	
5	H	×	L	H	L	H	H	H	L	H	H	L	H	H	
6	H	×	L	H	H	L	H	L	L	H	H	H	H	H	
7	H	×	L	H	H	H	H	H	H	H	L	L	L	L	
8	H	×	H	L	L	L	H	H	H	H	H	H	H	H	1
9	H	×	H	L	L	H	H	H	H	H	H	L	H	H	
10	H	×	H	L	H	L	H	L	L	L	H	H	L	H	
11	H	×	H	L	H	H	H	L	L	H	H	L	L	H	
12	H	×	H	H	L	L	H	L	H	L	L	L	H	H	
13	H	×	H	H	L	H	H	H	L	L	H	L	H	H	
14	H	×	H	H	H	L	H	L	L	L	H	H	H	H	
15	H	×	H	H	H	H	H	L	L	L	L	L	L	L	

续表

十进制	输入					$\overline{BI}/\overline{RBO}$	输出							注
或功能	$\overline{LT}$	$\overline{RBI}$	D	C	B	A		Y_a	Y_b	Y_c	Y_d	Y_e	Y_f	Y_g	
BI	×	×	×	×	×	×	L	L	L	L	L	L	L	L	2
RBI	H	L	L	L	L	L	H	L	L	L	L	L	L	L	3
LT	L	×	×	×	×	×	L	H	H	H	H	H	H	H	4

注:1. 要求 0 到 15 的输出时,灭灯输入($\overline{BI}$)必须为开路或保持高逻辑电平,若不要灭掉十进制零,则动态灭灯输入($\overline{RBI}$)必须为开路或处于高逻辑电平。

2. 当低逻辑电平直接加到灭灯输入($\overline{BI}$)时,无论其他任何输入端的电平如何,所有段的输出端都为低电平。

3. 当动态灭灯输入($\overline{RBI}$)和输入端 A、B、C、D 都处于低电平及试灯输入($\overline{LT}$)为高电平时,所有段的输出都为低电平并且动态灭灯输出($\overline{RBO}$)处于低电平(响应条件)。

4. 当灭灯输入/动态灭灯输出($\overline{BI}/\overline{RBO}$)为开路或保持在电平,而试灯输入($\overline{LT}$)为低电平时,则所有各段的输出都为低电平。

5. $\overline{BI}/\overline{RBO}$ 是线与逻辑,用作灭灯输入($\overline{BI}$)或动态灭灯输出($\overline{RBO}$)之用,或兼作两者之用。

附表1-39　74LS90//290BCD 计数时序(B 接 Q_A,A 输入)

计数	输出			
	Q_D	Q_C	Q_B	Q_A
0	L	L	L	L
1	L	L	L	H
2	L	L	H	L
3	L	L	H	H
4	L	H	L	L
5	H	L	L	L
6	H	L	L	H
7	H	L	H	L
8	H	L	H	H
9	H	H	L	H

附表1-40　74LS90/290　二-五混合进制(A 接 QD,B 输入)

计数	输出			
	Q_D	Q_C	Q_B	Q_A
0	L	L	L	L
1	L	L	L	H
2	L	L	H	L
3	L	L	H	H
4	L	H	L	L
5	H	L	L	L
6	L	H	H	L
7	L	H	H	H
8	H	L	L	L
9	H	L	L	H

附表 1-41　74LS90/290 复位计数功能表

复位输入				输出			
$R_{0(1)}$	$R_{0(2)}$	$R_{9(1)}$	$R_{9(2)}$	Q_D	Q_C	Q_B	Q_A
H	H	L	×	L	L	L	L
H	H	×	L	L	L	L	H
×	×	H	H	H	L	L	H
×	L	×	L	计数			
L	×	L	×	计数			
L	×	×	L	计数			
×	L	L	×	计数			

（郑海波）

附录二 焊接基础知识及操作规程

一、良好焊接

焊点表面光滑流畅、有金属光泽,吃锡面 80% 以上,爬锡高度应超过端头的 1/2,焊锡坡度(半弓形凹下)为 45°,焊点(剪脚后)高度在 1.5~2mm 范围内,此焊点为良好焊接。

二、助焊剂

松香块、酒精、松香液。松香液配制:松香液=酒精:松香块=1:3(质量比)。

三、工具和必用材料

镊子、烙铁、烙铁架、清锡棉、锡锅、剪钳、吸锡器、多芯焊锡丝(含松香)、松香块、松香液(助焊剂)、酒精、防静电手环等。

四、锈的辨认与清除方法

1. 锈的辨认 ①铜丝表面有一层淡蓝色氧化膜,此为铜锈;②元件触角有一层铅灰色的薄膜,此一般为氧化锌或氧化锡。

2. 除锈方法 ①用刀子或断锯片刮,使其露出金属光泽;②用细砂纸打磨,直到彻底露出金属光泽为止;③用松香水清锈、清氧化层(此方法只能除少量氧化层)。

五、焊点拉尖现象与清除方法

1. 产生原因 ①烙铁头表面不清洁,沾锡量大;②移开烙铁时,速度太快或太慢;③元器件引脚已氧化;④焊锡丝不纯,熔化的锡表面有一层渣物。

2. 清除方法 ①清洁烙铁头表面;②移开烙铁时,速度要适度(需要经验);③必要时得除锈;④用烙铁头清理熔化的锡表面脏渣,不能使用废旧的焊锡丝;⑤加强自身焊接技术训练。

六、焊点短路的形成与清除

1. 产生形成原因 ①两个焊点较近,过多的焊锡把原来不相连的焊点两个连在一起;②由于元器件偏焊盘而与其他点连在一起;③元件端头之间可能长有其他导电物;④烙铁头移开时不慎带锡而与其他点连接;⑤某些元件的安装方向弄错,导致短路。

2. 清除方法 ①避免焊锡量过多;②保证元件在各自位置上排列整齐;③保持焊盘清洁,避免其他物质在焊盘上停留;④移开烙铁头时尽可能沿着引脚移动;⑤安装元件时,仔细检查元件方向;⑥加强自身焊接技术训练。

七、怎样把元件焊下来?

1. 原则上保焊盘　方法:①对于贴装,采用两次堆锡法或两头加热法;②对于插装,可用吸锡器先把焊点大部分吸去,再用熔化法将元件取下,如果吸锡不彻底,可重新上锡,再重复操作;③IC、多针元件或插座等也可在锡锅中浸锡取下(这需要经验,非一般情况不可使用);④对于引脚较少的IC,可以采用两次堆锡法拆除,引脚数量较多的IC一般使用拆焊台。

2. 原则上保元器件　①先加锡熔焊点,拆下一端,再拆另一端;②多引脚元器件,用电烙铁快速交替加热,待焊锡熔化后一次拔出器件;③如果焊接点上的引线是弯成角度的,拆焊时先吸去焊锡,弄直后再拆下;④IC一般使用拆焊台。

八、焊接的操作方法

1. 坐姿端正,左手拿焊锡丝,右手握(抓)烙铁,眼睛离焊点30cm左右。

2. 一般采用持笔式握姿拿烙铁。

3. 烙铁头尖端和线路板的夹角一般为35°～55°角。

4. 烙铁加热后,先把烙铁头放在焊件上稍许加热后再适量放锡丝,烙铁与锡丝的先后时间间隔为1～3s,具体情况凭经验,可谓熟能生巧。

5. 焊料不能过多,否则出现臃肿过饱,甚至漏至反面而造成相邻焊点短路,少则欠缺饱满。

6. 焊接时要均匀加热,就是烙铁对引脚和焊盘同时加热,兼顾两者,但要以加热焊盘为主,用拇指和食指轻轻捏住焊锡丝,缓慢送入焊盘与烙铁相接触部位。

7. 送入锡量要适度,不宜过多或过少,单个焊盘的烙铁停留时间不宜过长,否则容易损坏焊盘。

8. 剪引脚(引线)时,一般留焊点在1.5～2mm为宜。

9. 焊接完毕后,元件与线路板要连接良好,绝不允许出现虚焊、脱焊等不良现象,每一个焊点的焊锡覆面率为80%以上。

九、元器件的安装形式

1. 贴板安装　将元器件紧贴线路板,间隙小于1mm为宜,适用于防震要求高的产品。

2. 垂直安装　将元器件垂直于线路板,角度为90°±10°为宜,适用于发热元件安装。

3. 隔离安装　将元器件距离线路板5～10mm范围内,适用于发热元件安装。

4. 嵌进安装　将元器件壳体嵌入线路板的嵌入孔内,此方式可提高元器件抗震能力,降低元器件的安装高度。

5. 黏结、绑扎安装　可用黏合剂(黄胶、红胶、502胶、热溶胶)、双面泡沫胶或用绑扎线将元器件定在线路板上,适用于固定、防震要求高的元器件。

6. 支架固定安装　利用支架或托板把元器件固定在线路板上,适用于重量超过30g的元器件。

十、怎样完成良好焊接?

1. 操作者必须要有扎实的焊接实践基本功和焊接基础知识。

2. 正确的焊接操作规程可以分成五大步骤:准备施焊、加热焊件、送入锡丝、移开锡丝和移开烙铁。

3．当焊锡丝熔化一定量后，先移开焊锡丝，再移开烙铁。

4．对焊锡丝的性质、烙铁的使用方法及助焊剂的使用要掌握和熟悉。焊锡丝一般采用0.5～3.0mm（直径）之活性锡丝。

5．各种元件焊插装　一般采用0.5～0.8mm之芯焊锡丝，30W、40W、50W的烙铁。

焊接方法：先固定元件后焊接。

6．各种元件焊贴装　一般对于贴片封装的元件，先用助焊剂，如松香液，擦拭焊盘，再施行焊接，焊接原则是先焊接1～2个焊点，固定元件，再焊接其他焊点。

焊接方法：先在焊盘上加少量的焊锡溶化固定，而后焊接。

7．电线焊接　如电线铜丝表面已氧化，先给电线连接端用砂布打磨再烫锡，未氧化的可直接沾松液烫锡。一般采用0.8～3.0mm之芯焊锡丝，30W～70W的双温电烙铁。焊接方法：多芯1#线或大于1.5mm的2BVV线必须先上锡后焊接，40W～100W的双温烙铁，使用小于1.5mm的焊锡丝。小于1.5mm的2BVV线（含1.5、0#线）或其他以下线，得上锡、固定后，再焊接。

8．焊接时，烙铁脚侧面和元件引脚或烫锡电线的侧面要适度用轻力加以摩擦而产生摩擦粗糙面（不可损坏元器件），使焊锡与元件紧固连接。

9．对元件的基本功能要了解，特别是元件极性不可焊反。

10．以正确的工作态度，对待工作中细小的质量问题从不放过，以严格的质量意识要求自己做好每道工序、每项工作。

十一、焊点清洗的要求和方法

1．清洗的必要性　焊接完成后，在焊点周围和印制电路板表面会存留焊剂、焊料残渣、油污、手汗等，如不及时清洗，会出现焊点腐蚀，绝缘电阻下降，甚至会发生电气短路，接触不良等故障。为此，焊点需进行100%的清洗，以便更好地提高产品的可靠性和使用寿命。

2．清洗剂的选择和要求　能有效地除去（溶解）沾污物，不留残迹、对人体无害、对元器件和标记无损害、价格合理、工艺简便、使用性能稳定的清洗剂。一般选择使用乙醇（工业用酒精），特殊要求除外：航空洗涤汽油和三氯三氟乙烷等。

3．清洗方法　常用手工清洗方法有两种，一种方法是用蘸有清洁剂的泡沫塑料块或纱布逐步擦洗焊点；另一种方法可将印刷电路板焊点面浸没（1～10min）在装有清洁剂的容器里，用毛刷轻轻刷洗（清洗时，操作者须戴工业胶手套、工业卫生口罩等）。

十二、焊接的注意事项

1．在进行操作前，必须先准备好工具和设备，做好相应的准备工作，并注意工具、设备使用的电源电压值是否与实际电压相符。更要检查电源线是否有损伤、破裂，以免触电。

2．对于数显可调温电烙铁，一般烙铁温度设置在300～400℃，烙铁在使用过程中注意摆放妥当，以免烫伤人及其他物品。并注意电源线不能碰到烙铁头，以免烫伤电源线而造成漏电伤人等事故。

3．严禁将烙铁上多余的残锡渣乱甩，应甩到专用盛装锡渣、锡块的容器中，以免造成质量隐患或烫伤人体。

4．单面焊锡，须防堆锡过多，渗到反面，产生短路现象。

5．烙铁不用时一定要断开电源，以免发生火灾等事故，同时，为了保护烙铁头不被氧化，断开电源前，应使烙铁头带上适量焊锡。

6．不要求极性的元件，一般按"从左到右、从上到下、先低后高"的基本原则进行操作，色环或颜色要排列整齐。不要求极性的元器件，一般按先小件后大件、先低后高、从左到右、从上到下的装焊基本原则进行操作，色环或颜色排列整齐、有序、分类别、高矮一致。有极性的元器件（二极管和三极管、电容、IC等）要注意不要插反。

7．焊接顺序先贴装后插装。

8．芯线与元件连接时，注意芯线是否散开而与其他元件引脚间相接，以免造成短路。

9．焊接元件时，不可出现线路板上锡未熔而先熔焊锡丝，以免出现冷焊现象。

10．焊接完毕后，要及时清洁线路板，以免影响美观、光洁度。必须进行自检→互检→专检，发现问题及时改正，以免造成质量问题。

11．焊接完毕后剪引脚时，剪钳不能紧贴线路板，以防把焊点剪坏，只可剪多余端。

12．返工或改装后，首先要把线路板及焊接点清理干净，不能有残余渣存在。

13．发现有错焊、虚焊、脱焊、漏焊、焊锡搭接现象，随时改正，切不可有等等再改的不良思想。

14．操作过程中，烙铁要经常擦洗，以免烙铁头沾有脏物或其他杂质而影响焊接点的光洁度，二是容易造成焊接点拉尖、虚焊等不良现象。

15．对将投入使用的元器件要进行外观检查，其外观必须完整无损，对有裂纹、变形、脱漆、损坏的元器件部件不可使用。

16．元器件的引脚如有明显氧化现象，应先进行除锈烫锡处理，以免虚焊。

17．进行焊接时，严禁使用与元件及焊盘不匹配的烙铁，应根据元件的受热程度及焊盘的大小来确定。无论选用哪种功率的烙铁，在操作中均不允许用烙铁大力摩擦焊盘及元件脚，即不能长时间停留在某一焊盘上，否则会引起线路板焊盘脱落，造成质量问题。

18．印制线路板上的同一种分立元件，应排列高度一致。

19．严禁将原材料、半成品、成品乱堆乱放，以免混淆使用而造成质量隐患。

20．剪元件引脚时，线路板背面禁止朝上、朝左右、朝前后方向，应朝地面上的废品箱里剪脚，避免引脚到处飞溅而造成质量隐患或射伤人体。

21．制品、半成品、待检品、原材料和缺料部件等都必须做上相应的标识，按类别摆放整齐，防止因混料使用而造成质量问题，非使用品更应标识清楚并隔离存放。

22．取放线路板时应轻拿轻放，拿线路板的边沿，避免接触元器件。存放物品，一般使用周转箱，竖立载板不超过周转箱界面为宜。

23．贴装板作业时，必须戴上防静电手环（以套环扣住手腕不转动为宜），防静电手环的另一端应接地良好。

24．操作过程中要注意安全，遵照"先接线，后通电；先断电，后拔线"的原则进行操作，在操作过程中，如发现声响、冒烟、焦臭等不正常现象，应立即断开电源，找出问题，排除故障或报告相关人员处理后才可重新通电。

25．如长时间不使用时，将烙铁电源插头拔下并绕扣好，再放回规定存放处，其他工具应放回工具箱，工作椅摆放在工作台下面且要整齐，清洁工作台，清扫工作场地，最后关掉所有电源、关闭窗门。

（郑海波）

推 荐 阅 读

[1] 沈任元，吴勇. 常用电子元器件简明手册[M]. 2版. 北京：机械工业出版社，2010.

[2] 余孟尝. 数字电子技术基础简明教程[M]. 3版. 北京：高等教育出版社，2006.

18检